OFFENE BEZIEHUNG

Nils Terborg

OFFENE BEZIEHUNG

Wie sie funktioniert und was du wissen musst, wenn es brennt!

Lieb doch, wie du willst! Ein Ratgeber für Erwachsene.

SCHWARZKOPF & SCHWARZKOPF

Inhalt

»I am a free lover. I have an inalienable, constitutional and natural right to love whom I may, to love as long or short a period as I can; to change that love every day if I please.«

»Ich bin eine freie Liebende. Ich habe ein unveräußerliches, verfassungsmäßiges und natürliches Recht zu lieben, wen ich will und so lange oder kurze Zeit ich kann; und das jeden Tag zu ändern, wie es mir gerade gefällt.

Victoria Woodhull (die im Jahr 1872 die erste weibliche Präsidentschaftskandidatin der Vereinigten Staaten von Amerika war)

I.

Einleitende Gedanken

Steffen und Tanja sind gerade auf dem Nachhauseweg von einer Party bei Freunden und unterhalten sich über den Abend. Klar, die Studienzeiten sind seit einigen Jahren vorbei, da darf man natürlich keine allzu ausufernden Feierexzesse mehr erwarten. Aber auch wenn es ein netter Abend war, finden beide doch irgendwie, dass es auch etwas aufregender hätte sein können.

»Diese neue Freundin, die Marcel und Sonja angeschleppt haben, war ja schon ziemlich heiß, oder?«, beginnt Steffen nach einer kurzen Gesprächspause wieder eine Unterhaltung, während beide durch die zu der Zeit schon recht leere Innenstadt schlendern. »Findest du?«, erwidert Tanja. »So ganz genau habe ich ehrlich gesagt gar nicht auf sie geachtet. Wenn ich sie wirklich gut gefunden hätte, wäre sie mir vermutlich aufgefallen«, ergänzt sie, nachdem sie kurz und erfolglos versucht hat, sich an die Unbekannte zu erinnern. »Aber ich muss zugeben, dass ich vorhin auch Marcel mehr Aufmerksamkeit geschenkt habe. Ein toller Mann!«

Steffen befürchtet, dass Tanja nun wieder mit einem für ihn sehr unliebsamen Thema anfängt. »Jetzt fang bitte nicht schon wieder mit diesem *Offene-Beziehung-Kram* an. Ich habe dir jetzt schon echt oft gesagt, dass ich mir das einfach nicht vorstellen kann«, wirft er vorbeugend ein.

»Na ja, eigentlich hast du ja angefangen, über andere Menschen zu reden, die du attraktiv findest.«

»Ja, daran kann ich auch nichts Schlimmes sehen. Aber ich muss ja auch nicht gleich mit ihnen in die Kiste springen!«

Tanja erwidert nicht sofort etwas und denkt kurz nach. »Also um den Sex selbst geht es mir gar nicht so sehr. Und du weißt auch, dass ich dich liebe und nicht vorhabe, dich für irgendjemanden zu verlassen oder so. Aber dieses Gefühl von etwas Neuem, diese Aufregung und das Kribbeln im Bauch … das reizt mich ehrlich gesagt schon.«

Steffen sieht schon seine Felle davonschwimmen. »Ich sage ja nicht, dass ich mir den Sex mit anderen oder das Kribbeln im Bauch nicht vorstellen kann. Aber das ganze Drumherum fände ich schon komisch. Ich meine, was mache ich denn in der Zeit, wenn du dich gerade mit Marcel oder sonst wem triffst? Und dich möchte ich auch mal sehen, wie eifersuchtsfrei du wirklich bist, wenn ich gerade ein Date mit der charmanten Ärztin von der Party habe. Und wenn wir uns dann später wiedersehen … die Vorstellung, dass du einen anderen geküsst hast, oder gar Schlimmeres, das geht wirklich gar nicht!«

Tanja findet zwar nicht, dass das ein wirkliches Hindernis ist, hat aber spontan auch keine gute Antwort parat. Und andersherum stellt sie es sich auch sehr merkwürdig vor, Steffen zu küssen und dann festzustellen, dass er nach einer anderen Frau … »Im schlimmsten Fall putzen wir uns halt vorher die Zähne und duschen gründlich«, wendet sie etwas halbherzig ein und unterbricht damit ihre immer unangenehmer werdenden Gedanken. »Steffen, lass uns darüber ein anderes Mal und in Ruhe reden, ja?«

Offene Beziehung: Faszinierend, polarisierend und herausfordernd

Offene Beziehungen gibt es zwar schon sehr lange, aber bislang war diese Beziehungsform in der öffentlichen Wahrnehmung eher Prominenten und Künstlern wie Otto Waalkes, Megan Fox und Will Smith vorbehalten. Nun scheint sich das zumindest langsam zu ändern, und auch wenn nicht jeder offen liebt, lässt die Häufigkeit des Themas in Gesprächen einen aktuellen Trend vermuten. Der Gedanke, innerhalb einer mehr oder weniger klassischen Beziehung auch mit anderen Menschen intim werden zu können, löst bei manchen Menschen zwar auch spontanen Widerwillen hervor, aber immer häufiger auch ein großes Interesse. Die Begeisterung wird allerdings in der Regel schnell gebremst, wenn es dann konkreter wird. Das einleitende Gesprächsbeispiel trägt dabei stellvertretend viele Aspekte in sich, die eine nicht-monogame Beziehung gleichzeitig so reizvoll, aber auch unrealistisch erscheinen lässt:

- Aufgeklärte Menschen akzeptieren mittlerweile, dass sich nicht das gänzliche sexuell-erotische Begehren auf den Partner konzentriert. Wenn schon nicht in der Realität, dann spielen andere Menschen mindestens in Fantasien und Gesprächen eine Rolle. Solange es theoretisch bleibt, ist das zumindest für diejenigen Paare in Ordnung, die nicht unter allzu großer Eifersucht leiden.
- Wenn es hingegen um das Schaffen von Tatsachen geht, kommen schnell sehr konkrete Befürchtungen ins Spiel: Angst vor dem Verlust des Partners, vor sexuell übertragbaren Krankheiten und vor sozialer Abweisung. Denn klar, nicht immer finden andere (Eltern, Freunde, Kollegen) die Idee der offenen Beziehung dermaßen toll wie man selbst.
- Alte Vorurteile, Stereotypisierungen und Halbwahrheiten werden ausgegraben: Sex (mit anderen) ist *per se* eigentlich etwas Schmutziges, und in einer offenen Beziehung haben ständig alle rücksichtslos Sex mit jedem, der nicht bei drei auf den Bäumen ist. Ach ja, und alle sexuell aktiven Frauen sind sowieso *Schlampen*, genauso wie sexuell aktive Männer ausnahmslos immer *Macho-Aufreiß-Arschlöcher* sind.
- Der Umsetzung einer offenen Beziehung steht darüber hinaus häufig das Problem im Weg, dass ein Partner die treibende Kraft ist und der andere Partner entweder zögert oder die Idee im schlimmsten Fall strikt ablehnt.
- Dazu kommt, dass die Partner unter einer offenen Beziehung häufig etwas ganz anderes verstehen. Wo es dem einen vor allem um sexuelle Triebbefriedigung geht, geht es anderen eher um das Gefühl von Verliebtheit und um das Neue, Fremde, Aufregende. Ersteres gilt häufig, aber bei Weitem nicht immer für Männer, Zweiteres ebenfalls in vielen, aber nicht in allen Fällen für Frauen.

Es warten also viele Herausforderungen auf Experimentierfreudige, die oft schon beim ersten Zugang zum Thema beginnen. Um eine solide Wissensgrundlage zu legen und den eben erwähnten Vorurteilen direkt ausweichen zu können, werde ich dich, die geneigte Leserin, den geneigten Leser oder mit wie vielen ihr das Buch auch immer gleichzeitig lest, in den nächsten Kapiteln zunächst mit Wissen versorgen. Ich werde verschiedene Perspektiven auf das Thema *offene Beziehung* anbieten, und wir werden den einen oder anderen Blick durchs Schlüsselloch wagen. Denn einige meiner Klienten, die ich – mal kürzer, mal länger – bei dem Experiment einer offenen Beziehung begleitet habe, fanden den Gedanken reizvoll, in anonymisierter Form in diesem Buch aufzutauchen. Mehr Hintergründe zu den Personen, die mit ihren anonymisierten Geschichten in diesem Buch in Erscheinung treten, findest du im Anhang.

Wie du mit diesen Fallberichten umgehst, ist also auch deine Entscheidung. Ich werde dir nichts verkaufen, aber ich werde auch nichts schlechtreden. Egal ob es um die klassische Beziehung geht oder ob wir einen Blick auf Affären, polyamore Beziehungskonstrukte oder freie Liebe werfen: Ich zeige hier und da mögliche Interpretationen einer Geschichte auf, werde dich aber nicht dazu nötigen, dich vorab auf eine (oder gar meine!) Bewertung festzulegen. Denn Beziehungen sind niemals gut oder schlecht, sondern bieten immer ein Potenzial, etwas zu lernen. Frage dich also lieber, was du einerseits für dich übernehmen magst und welche Erfahrung du andererseits vielleicht nicht unbedingt selbst machen musst. Dabei wünsche ich schon mal viel Spaß!

Für wen ist das Buch was?

Ich muss ehrlich zugeben: Ich finde das Thema *offene Beziehung* schon seit Jahren extrem interessant. Und es gibt Situationen, in denen ich sehr deutlich merke, dass ich mit meiner Neugier nicht der Einzige bin. Insofern kommt es vor, dass ich auf Veranstaltungen, wo ich auf neue Menschen treffe, nach meinem Beruf gefragt werde, worauf ich dann natürlich wahrheitsgemäß antworte. Das Gespräch verläuft in 90 von 100 Fällen dann ungefähr wie folgt.

Der erste Gast beginnt das Gespräch nach meiner Offenbarung, dass ich Beziehungscoach bin, noch ganz unverfänglich. »Und mit was für Problemen kommen Leute dann so zu dir?«

»Na ja, Beziehungen sind ja sehr vielfältig, dementsprechend haben zehn Klienten auch zehn ziemlich verschiedene Anliegen«, antworte ich darauf ebenfalls noch etwas vage. Und ergänze direkt: »Häufig geht es aber um Eifersucht, Partnersuche, Trennungen und offene Beziehungen.« Ein anderer Gast erkennt an diesem Punkt sehr zielstrebig und im Bruchteil einer Sekunde das spektakulärste Thema der Auswahl und hakt direkt nach, ohne sein Interesse allzu deutlich preiszugeben. »Ja, was empfiehlst du denn da?«

»Bei Trennungen?«, frage ich nach, stelle mich etwas doof und lege dann doch noch nach: »Dem ganzen Zeit geben, so viel wie nötig auf die eigenen Bedürfnisse achten und so wenig wichtige Entscheidungen treffen wie möglich.«

»Nein, bei offenen Beziehungen meinte ich. Empfiehlst du so was?«, hakt er natürlich direkt nach. »Ach so«, entgegne ich und spiele den Überraschten, weil ich manchmal tatsächlich auch ein bisschen fies sein kann. »Na, ich empfehle das, wenn du neugierig drauf bist und deine Eifersucht gut einschätzen kannst.« Beide Gäste schauen nun kurz verdutzt, weil sie womöglich eine klarere Antwort erwartet haben. »Also interessant finde ich das ja schon, aber selbst so leben könnte ich ja nicht«, antworten dann beide – fast im Chor.

Im besten Fall wird die Unterhaltung dann noch richtig spannend, und ich freue mich wieder mal über ein paar Rückmeldungen von Leuten, die im Gespräch interessante Gedanken entwickeln können. Sehr viele dieser Inhalte findest du natürlich auf den nächsten Seiten. Auch wenn das jetzt nicht mein konkreter Plan ist, aber ich habe dieses Buch geschrieben, um es theoretisch den beiden interessierten Partygästen in die Hand drücken zu können. Mit dem Anspruch, dass beide danach einen Schritt weiter sind und für sich ein paar Fragen klar beantworten können:

- Was versteckt sich wirklich hinter dieser ominösen Idee einer offenen Beziehung?
- Wie kann ich herausfinden, ob das etwas für mich ist? Muss ich da wirklich gleich meinem Partner untreu werden?
- Wie kann ich mich mit meinem Partner über das Thema unterhalten, ohne dass sich dieser (und ich mich selbst!) gleich unter Druck gesetzt fühlt?
- Und kann ich aus einem solchen Gespräch auch etwas für meine Beziehung lernen, wenn sie danach trotzdem nicht im klassischen Sinne *offen* ist?

Die meisten Bücher zu den Themen *Polyamorie*, *offene Beziehung*, *Fremdgehen* und *Fremdverliebtsein* (Erklärungen: Siehe Glossar!) richten sich an Leser, die bereits von der Idee einer alternativen Beziehungsform begeistert sind. Gleichzeitig wollen diese Bücher – zumindest meinem persönlichen Eindruck nach – auch etwas Werbung für den weiteren Weg in diese Richtung machen. Insofern fehlt mir eine Lösung für Menschen, die ein Interesse am Thema haben, aber nicht unbedingt selbst direkt alles über den Haufen schmeißen wollen, was klassische Beziehungsmodelle und ihre eigenen bisherigen Beziehungserfahrungen angeht. Schließlich wäre das für die meisten Menschen ein riesengroßer Schritt, der etwas Zeit braucht und zudem nicht alternativlos ist. Daher bin ich überzeugt davon, dass es in jedem Fall Sinn macht, über verschiedene Beziehungsmodelle nachzudenken und zu sprechen. Aber ich denke nicht, dass es unbedingt clever oder gar empfehlenswert ist, sich direkt Hals über Kopf in etwas zu stürzen, ohne sich vorher mit der Materie beschäftigt zu haben. Um es auch hier noch mal konkret zu machen: Dieses Buch ist genau richtig für dich, wenn …

- … du dich für das Thema interessierst und dich diesem lieber in kleinen als in großen Schritten näherst
- … du oder dein Partner vielleicht schon mal einen Seitensprung hinter euch hattet und du den Ursachen dafür auf den Grund gehen willst, um euch als Personen und um eure Beziehung weiterzuentwickeln
- … du mit meiner Art zurechtkommst, komplizierte emotionale Themen möglichst genau zu beschreiben und auch den ebenfalls beteiligten Kopf nicht außen vor zu lassen

Eher von der Lektüre abraten würde ich dir, wenn …
- … du gerade aus anderen Gründen in einer Beziehungskrise steckst und eigentlich gar keinen Kopf für Experimente hast – denn eine offene Beziehung ist ausgesprochen selten eine kurzfristige Lösung für ein Beziehungsproblem
- … du tief religiös und/oder extrem konservativ bist und bereits ein Nachdenken über Alternativen zur Monogamie für dich einem Frevel gleicht

Vielleicht hast du das Buch aber auch einfach gerade auf dem Nachttisch gefunden und fragst dich nun, was dein Partner dir damit sagen möchte. Das wäre ein cleverer Schachzug von deinem Herzmenschen und ist kein Drama. Wenn es dich gerade trotzdem emotional treffen sollte, schlage ich vor, tief durchzuatmen und um ein klärendes Gespräch zu bitten. Oder falls du neugierig geworden bist, kannst du auch einfach direkt weiterlesen!

Was erwartet dich im Buch?

Ich möchte dir in diesem Buch nichts verkaufen, sorry! Ich verkaufe dir kein Beziehungsmodell, ich verkaufe dir kein Coaching, und ich verkaufe dir keine meiner *eigenen Ideen* als *Tatsachen*. Natürlich kannst du dich am Ende des Buches dafür entscheiden, das mit der offenen Beziehung mal auszuprobieren. Und du kannst dich auch für ein Coaching entscheiden oder für dich befinden, dass eine meiner Ideen unglaublich clever (oder unglaublich unsinnig) ist. Aber ich sage es ganz offen vorab: Die Verantwortung für jede dieser Entscheidungen trägst zu 100 Prozent du, und wenn dich jemand fragt, wie du auf solche Ideen kommst – dann bin ich absolut unschuldig! Und auch wenn ich bei solchen Aussagen immer breit grinsen muss, meine ich das durchaus ernst: Ich glaube nicht an Bücher, die die Intelligenz ihrer Leser beleidigen, indem sie mit pseudoschlauen Ratschlägen um sich werfen und dem Menschen auf der anderen Seite der Buchdeckel nicht zutrauen, das Wissen aus dem Buch in eigene Erkenntnisse zu übersetzen.

Stattdessen bin ich mir ziemlich sicher, dass ein Buch nur dann dazu führen kann, dass Dinge gelernt und umgesetzt werden können, wenn es dem Leser ausreichend Freiheiten lässt und einen guten Mittelweg zwischen konkreten Beispielen auf der einen Seite und möglichst wenigen Ratschlägen auf der anderen Seite findet. Denn Ratschläge sind unempathisch, regen nicht gerade zu selbstständigem Denken an und wirken fast immer bevormundend. Dazu sind sie wirkungslos oder gar kontraproduktiv, wenn sie nicht zufälligerweise mal genau ins Schwarze treffen. Diese Denkweise bildet auch genau das gedankliche Gerüst hinter der psychologischen Intervention *Coaching*, die immer bekannter wird und auch leider immer häufiger angewendet wird. Man könnte fast sagen, dass gerne alles gecoacht wird, was nicht bei drei auf den Bäumen ist. Aber zurück zum Buch: Ich mache dir ganz bewusst keine Vorgaben, was du zu tun oder zu lassen hast. Ich gehe lediglich davon aus, dass du mir mit dem Aufschlagen dieses Buches auch die Erlaubnis gegeben hast, dich an meinen Gedanken teilhaben zu lassen. Wenn du am Ende der Lektüre das Gefühl hast, dass dieses respektvolle Miteinander dich die ganze Zeit über begleitet hat, dann habe ich mein Ziel erreicht, und du hast dann so viel aus diesem Buch mitgenommen wie irgendwie möglich.

Der grobe Plan steht also, und damit du am Ende für dich zu einem konkreten Ergebnis kommen kannst, gehen wir in drei Schritten vor. Zuerst schauen wir, was sich genau hinter Bezeichnungen wie *offene Beziehung*, *Polyamorie* und *Monogamie* verbirgt (Kapitel II). Wir werden sehen, dass das, was einheitlich klingt, alles andere als einheitlich ist. Um ein bisschen in den Beziehungsalltag von Menschen zu schauen, die offen lieben, habe ich ein paar mitteilungsfreudige Menschen befragt, was sie sich genau unter einer offenen Beziehung vorstellen. Die Namen meiner Gesprächspartner sind zwar anonymisiert, die Interviews sind aber zu 100 Prozent authentisch, und du darfst dich gerne von der Position inspirieren lassen, die deinen Vorstellungen am meisten entspricht.

Direkt im Anschluss werden wir schauen, welche Mythen es zu offenen Beziehungen gibt (Kapitel III) und welche Motivationen hinter den jeweiligen Beziehungsmodellen stecken (Kapitel IV). Im nächsten Schritt werfen wir einen Blick durch das Schlüsselloch von nicht-monogamen Beziehungen (Kapitel V). Wir finden dort also heraus, was in offenen und polyamoren Beziehungen besser funktionieren kann und wo häufige Probleme lauern, denen man leichter begegnen kann, wenn man sie vorher auf dem Schirm hat. Es wird dort also sehr pragmatisch.

Im letzten Schritt beschäftigen wir uns dann mit der eigentlich wichtigen Frage und werfen einen Blick auf häufige Probleme und Lösungen (Kapitel VI). Denn es geht nicht darum, wie du deine Beziehung bezeichnest und welches Modell du wählst. Viel wichtiger ist es, wie du deine eigene Beziehung gerade gestaltest und wie du sie eigentlich leben möchtest. Bei den wenigsten Menschen ist diese Übereinstimmung zwischen *Soll* und *Ist*, zwischen *Wunsch* und *Traum* so weit gegeben, dass sie damit zufrieden wären. Das liegt zum Teil daran, dass an einer Beziehung immer mindestens zwei Personen beteiligt sind und kleine Abweichungen bei den Bedürfnissen der beiden somit in der Natur der Sache liegen. Aber oft lassen sich da trotzdem Dinge ändern, mit denen sich letztlich beide Partner wohler fühlen.

Bei allen Schritten lassen wir uns vom Motto meiner Arbeit leiten: Liebe beginnt im Kopf! Ich finde es wichtig, Gefühle und Gedanken nicht ständig als unvereinbare Gegensätze gegenüberzustellen, sondern nach Wegen zu suchen, beides miteinander in Einklang zu bringen. Lösungen, die Kopf und Herz gleichermaßen zufriedenstellen, sind oft diejenigen, die am besten und längsten funktionieren. Und gerade bei einem Thema wie *offene Beziehungen*, das naturgemäß sehr emotional ist, da gleichzeitig starke Ängste ausgelöst und große Sehnsüchte geweckt werden, bietet sich hier und da auch ein rationaler Blick an. Daher werden auf den folgenden Seiten sowohl Gefühle als auch eine gute Portion Grips eine Rolle spielen. Da in der Liebe bekanntlich alles erlaubt ist, gilt das wohl auch fürs Nachdenken.

II.

Offene Beziehung, Monogamie & Polyamorie

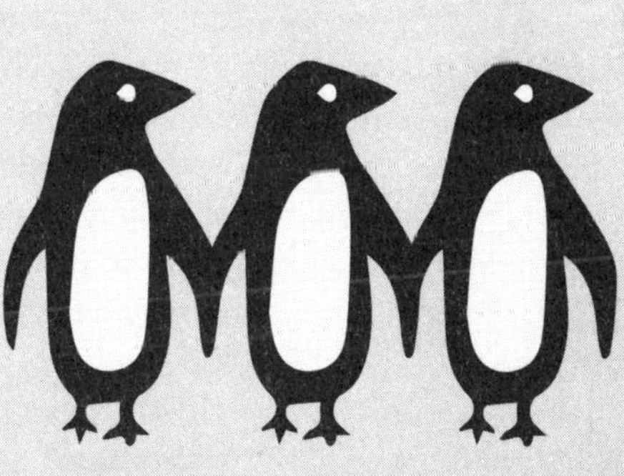

Karla und Björn führen eine *ganz normale* Beziehung und sind seit Kurzem verheiratet. Der Schritt zur Ehe erschien beiden logisch, da sie bereits seit vier Jahren glücklich zusammen sind und auch schon seit zwei Jahren ausgesprochen harmonisch zusammenwohnen. Insofern sind sie zunächst irritiert, als sie nach dem gemeinsamen Theaterbesuch mit Oli und Nina von deren Plänen hören. Diese beiden haben ebenfalls eine etwas längere Beziehungsgeschichte, die sie miteinander teilen. Anstatt zu heiraten, haben die beiden sich aber (zumindest vorerst) für eine Alternative entschieden.

»Oli und ich führen jetzt übrigens eine offene Beziehung«, leitet Nina das Gespräch recht unvermittelt ein und trägt mal wieder ihr Herz auf der Zunge. Karla und Björn schauen kurz verdutzt. Nachdem sich die beiden gefangen haben, fragt Karla etwas irritiert nach. »Wie, das heißt, ihr geht jetzt fremd?« – »Ne, so einfach ist das ja nun auch nicht«, erwidert Nina. »Es geht uns auch nicht einfach nur um Sex. Aber ich habe letztens einen alten Schulfreund getroffen, in den ich damals schon verknallt war. Und als es dann wieder ziemlich gefunkt hat, haben wir beschlossen, dass das eigentlich okay ist.«

»Aber nur weil es hier und da mal etwas funkt, muss man doch nicht gleich die Beziehung öffnen«, entgegnet Björn in einem fast schon etwas vorwurfsvollen Ton. Er bemerkt das aber direkt und fügt etwas vorsichtiger hinzu: »Also ich meine ja nur … man kann sich ja auch woanders Appetit holen und den Hunger zu Hause stillen.« – »Ich finde, jetzt denkst du zu weit in Richtung Sex«, schaltet Oli sich nun ein. »Natürlich haben Nina und ich uns darüber etwas länger unterhalten. Und das war für uns beide auch nicht ganz einfach. Aber in einem langen Gespräch haben wir uns überlegt, dass wir uns gegenseitig eigentlich nichts verbieten wollen. Mehr noch, wir wollen uns Erfahrungen lieber ermöglichen, als sie zu verhindern.«

»Ich habe letztens im Fernsehen kurz eine Sendung gesehen«, ergänzt Karla unvermittelt. »Da muss ich gerade daran denken, allerdings hatte sich da der Mann in eine weitere Frau verliebt und hatte dann irgendwie zwei Beziehungen, mit seiner Frau, mit der er auch verheiratet war, und die neue Frau war dann seine Freundin. Offenbar nennt man das dann Polyamorie.«

»Wir wollen ja nicht direkt mit zehn Leuten eine Beziehung führen«, hält Nina dem entgegen. »Und wo es genau hingeht, können wir jetzt auch noch nicht wirklich sagen. Aber für mich war einfach klar, dass ich diese Gefühle nicht einfach wegdrücken möchte. Auch dann nicht, wenn es etwas schwierig wird.« Karla versucht, Harmonie zu stiften und mehr oder weniger diskret das Thema zu wechseln. »Also was ihr da erzählt klingt ja nicht völlig unsinnig, auch wenn es für mich gerade nicht das Naheliegendste ist. Aber ich hätte da einfach zu viel Angst, dass Björn sich dann plötzlich nur noch für die andere und gar nicht mehr für mich interessieren würde. Da ich eigentlich ganz zufrieden bin, erspare ich mir den Stress einfach. Für mich wäre so eine offene Beziehung einfach nichts.«

Label-Wahn und Schwarz-Weiß-Schrecken

Steffen und Tanja liegen abends nebeneinander im Bett. »Wollen wir heute Abend mal nur kuscheln?«, fragt Tanja und schaut Steffen mit einem Blick an, der eine Mischung aus Zärtlichkeit und Unsicherheit in sich trägt. »Ja, ich habe auch gerade keine Lust auf Sex«, entgegnet Steffen daraufhin und sagt dann: »Wir haben momentan echt viele dieser Abende, an denen wir *nur kuscheln*«. »Hm, stört dich das? Ich vermisse Sex zwar auch irgendwie etwas, aber meistens bin ich einfach zu platt dafür. Und wir schlafen doch immer noch alle ein bis zwei Wochen miteinander, und das macht dann doch auch meistens Spaß. Findest du nicht?« Steffen denkt kurz nach. »Ich finde das eigentlich in Ordnung, so wie es ist. Aber wenn ich mich dann daran erinnere, wie es war, als wir gerade zusammengekommen sind und wo wir die Finger nicht voneinander lassen konnten, dann macht mich das schon ein bisschen traurig. Ich meine, ich finde dich immer noch ziemlich heiß. Aber irgendwie ist mein Verlangen nach dir nicht mehr so häufig so stark, dass ich über dich herfallen muss.« – »Das geht mir genauso«, wirft Tanja ein, »aber ich wüsste auch nicht, was wir da tun könnten. So was kann man ja schließlich nicht erzwingen. Meinst du, dass Oli und Nina sich auch deswegen für eine offene Beziehung entschieden haben?«

In den letzten Jahren meiner Coachingtätigkeit sind mir viele Dinge aufgefallen und einige besonders im Gedächtnis geblieben. Zunächst gibt es eine immer größere Auswahl an hippen Labels für Beziehungsmodelle und Lebensentwürfe, von *Mingle* über *offene Beziehung* und *Monogamie* bis hin zu *Polyamorie* (siehe Glossar). Beziehungen werden damit zu einem Trendthema und tendieren zu Oberflächlichkeit – was kein Wunder ist, wenn irgendwann nur noch über Bezeichnungen, aber nicht mehr über das gesprochen wird, was sich dahinter verbirgt. Und zum anderen kommen die tatsächlichen Bedürfnisse von Menschen in Beziehungen viel zu kurz. Wir meinen daher gerne, dass mit einem Label alles gesagt ist. Das Schema verkommt zu einem einfachen *Bei Problem X hilft Lösung Y*. Ob aber nun für jede Beziehung, in der sich einer der Partner mal fremdverliebt, die Öffnung für andere der optimale Weg ist, wird nicht hinterfragt. Und auch das Ankurbeln von sexueller Anziehungskraft, wie Steffen und Tanja es in ihrem Gespräch thematisieren, funktioniert sicher nicht nur – wenn überhaupt! – dadurch, dass plötzlich Sex mit anderen erlaubt ist. Daher ist es wenig hilfreich, wenn wir unsere Beziehungen in Schubladen zwängen und ihnen dadurch die notwendige Dynamik rauben. Auch wenn es daher scheinbar oft darum geht, sich zwischen *ganz* oder *gar nicht*, zwischen *offen* oder *geschlossen* oder zwischen *großer Freiheit* und *starrem Käfig* zu entscheiden: Wenn wir aufhören, immer nur zwischen Extrempositionen zu unterscheiden, und offen werden für viele einzelne Schattierungen, können wir uns allein dadurch das Leben schon deutlich leichter machen.

Das lenkt natürlich den Blick ab von den Dingen, die wirklich wichtig sind. Wie viel Nähe soll in der Beziehung herrschen, wie viel Sex mit wie vielen Personen macht jeweils wirklich glücklich, und wie offen sollen schwierige Themen wie Gefühle zu anderen thematisiert werden? Anstatt also immer mal wieder Fragen zu diesen so wichtigen Bedürfnissen zu stellen, die sich ja zudem gerne im Laufe der Zeit ändern und somit als Thema immer brandaktuell bleiben, verharren viele Menschen im Status ihrer Beziehung, der wenn überhaupt einmal kurz zu Beginn rudimentär geklärt wurde. Halten wir an dieser Stelle also schon mal fest: Oberflächliche Lösungen – so sexy sie auch manchmal klingen – funktionieren in der Realität leider nur recht selten. Lass uns also von oberflächlichen Labels weggehen und tiefergehend werden – und nach den Dingen forschen, die in der Liebe und in Beziehungen wirklich zählen!

Weg von den Labels, hin zur individuellen Beziehung

»Weißt du, worüber ich gerade nachdenke?«, fragt Steffen, und Tanja befürchtet daraufhin – zutreffenderweise! – mal wieder das ungeliebte Thema mit der Öffnung der Beziehung. »Nein, erzähl!«, erwidert er trotzdem und hofft, dass es doch nur um die Planung des nächsten Wochenendes geht. Tanja zerstört diese Hoffnung: »Ich frage mich, was Nina und Oli tun, wenn sie sich bei einem Date oder beim Sex mit jemand anderem *verlieben*. So was kann ja passieren, und wäre das nicht doof, wenn man sich dann deswegen trennen müsste?« Steffen sieht sich nun gezwungen, kurz über Tanjas Frage nachzudenken. »Warum sollten die sich denn direkt verlieben, nur weil sie mal Sex mit jemand anderem haben?«

»Na ja, steuern kann man das ja wohl eher nicht. Und Sex ist doch meistens eine recht gefühlvolle Sache.« Steffen sieht das anders. »Ich glaube schon, dass man es auch lernen kann, Sex und Gefühle zu trennen. Aber davon abgesehen: Wenn Nina sich in einen anderen Typen verliebt, dann muss sie halt mit Oli Schluss machen. Ein bisschen Risiko ist halt immer dabei.« Tanja wirkt nicht überzeugt und hält dementsprechend dagegen. »Aber nur, wenn Nina sich in einen anderen verliebt, heißt das ja nicht, dass sie Oli deswegen nicht mehr liebt, oder? Wenn du sagst, dass man es lernen kann, Sex und Gefühle zu trennen, dann kann man ja wohl auch lernen, das eine Gefühl vom anderen zu trennen!« – »Na ich weiß nicht, mir wäre das zu chaotisch. Irgendwann muss man sich halt auch mal entscheiden. Um ewig zweigleisig zu fahren, würde mir auch die Zeit fehlen. Ich finde es in Ordnung, ab und zu mal mit jemand anderem Sex zu haben, aber teilen möchte ich meine Partnerin ehrlich gesagt nicht.« Oli schaut nun zufrieden und hat das Gefühl, seinen Standpunkt sehr sortiert und nachvollziehbar rübergebracht zu haben.

Tanja gibt trotzdem noch nicht auf. »Dann muss man aber auch überlegen, was *teilen* genau bedeutet. Man muss ja nicht direkt polyamor leben und mehrere Beziehungen gleichzeitig führen, wenn man sich mal verliebt hat. Ich finde es einfach spannend, wie man damit umgeht, wenn es einen mal erwischt. Redet man darüber? Ignoriert man es? Versucht man, es zu unterdrücken?« Steffen teilt Tanjas Neugier auf den Umgang mit Gefühlen an dieser Stelle offenbar nicht, hat aber auch wenig Lust, es deswegen auf einen Streit ankommen zu lassen. Es geht ja schließlich auch nicht um die beiden, sondern um ein anderes Pärchen. Er beschließt, das Thema an dieser Stelle abzukürzen. »Schatz, bis jetzt waren Oli und Nina doch immer sehr mitteilungsfreudig, was ihre offene Beziehung angeht. Warum fragst du die beiden nicht einfach mal, was sie tun, wenn sie sich in jemand anderen verlieben?«

Wir reden jetzt schon seit einiger Zeit über verschiedene Beziehungsmodelle. Aber was ist überhaupt eine Beziehung? Wir umschreiben diese Bezeichnung bis ins Teenie-Alter gerne mit Formulierungen wie *mit jemandem gehen* und wechseln später zu den erwachsenen Varianten wie *mit jemandem zusammen sein* und *ein Paar sein*. Wenn es irgendwann offiziell wird, ist man dann nicht mehr nur *Freund/Freundin* oder *Partner/Partnerin*, sondern ganz klassisch *Mann und Frau*. So geordnet der Sprachgebrauch in der Liebe aber ist, wir übersehen gerne, dass die Bezeichnung *Beziehung* eigentlich ziemlich allgemein ist und dem Wortsinn nach lediglich bedeutet, dass zwei x-beliebige Menschen irgendeine Art von Verbindung miteinander haben. Aber auch, wenn wir eine konkretere Definition anlegen, setzen wir immer noch ein ziemlich einheitliches Konzept voraus, das 100 verschiedene Menschen auf 100 mitunter sehr unterschiedliche Arten umsetzen – mal mit mehr und mal mit weniger Erfolg, was die Glücksquote des Ganzen angeht.

Es geht also um ein Schwarz-Weiß-Denken, das in unseren Vorstellungen, die wir uns von unserer Welt machen, generell gerne sein Unwesen treibt, aber in der Liebe oft besonders destruktiv ist. Deswegen möchte ich zunächst die Begriffe klären, um die es im Folgenden geht. Vorab schauen wir uns das Kontinuum der Offenheit in Beziehungen daher anhand einer Skala an. Um konkret am Label *Offene Beziehung* zu zeigen, wie unterschiedlich die Vorstellungen verschiedener Menschen zum gleichen Begriff sind, habe ich sechs Personen interviewt, die dir von ihren ganz persönlichen Ansichten berichten. Daran anknüpfend schauen wir uns danach die versprochenen Mythen zu offenen Beziehungen und verschiedene Motivationen an, die Paare für nicht-monogame Beziehungen begeistern.

Wie offen darf's denn sein?

»Wie würdest du eigentlich reagieren, wenn ich Sex mit einem anderen Mann gehabt hätte und dir das beichten würde?« Steffen erwidert mit einem höchstgradig irritierten Blick: »Hast du mit einem anderen Mann geschlafen?« – »Nein, natürlich nicht«, entgegnet Tanja. »Aber mich würde das gerade wirklich interessieren.

Eigentlich haben wir darüber auch noch nie so wirklich konkret gesprochen, oder?« – »Na ja, da gibt es ja auch nichts Großartiges zu besprechen. Wer in einer Beziehung fremdgeht, hintergeht seinen Partner, und ich müsste mir dann überlegen, ob ich weiter mit dir zusammen sein kann.«

»Also das mit dem Hintergehen stimmt natürlich, das fände ich auch schlimm. Aber auf der anderen Seite sind wir ja auch nicht erst seit gestern zusammen. Würdest du das wirklich alles wegwerfen, nur weil ich einmal mit jemand anderem Sex hatte?« – »Du bist sicher, dass du nicht mit jemand anderem im Bett warst?«, hakt Steffen weiter nach, gibt dann aber auf, als er Tanjas leicht vorwurfsvollen Blick bemerkt. »Ja okay … aber die Frage finde ich schwierig. Ob ich dir das verzeihen könnte oder nicht, kann ich aus der Distanz echt schlecht beurteilen. Aber ich sag mal so: Versuchen würde ich es, versprechen kann ich's nicht! Wie siehst du das denn?« Tanja überlegt kurz und antwortet sehr bedacht: »Wenn du mir davon erzählen würdest, dabei ordentlich verhütet hättest und es im Anschluss kein Drama mit der anderen Frau gibt, fände ich das nicht so schlimm, ehrlich gesagt. Interessanterweise denke ich, wenn ich die Situation mal so durchgehe, vor allem daran, wie meine Mädels reagieren, wenn ich denen das erzählen würde. Ich glaube, die würden die Welt nicht mehr verstehen. Das passt halt nicht ins klassische Hollywood-Liebesdrama-Schema …«, beendet Tanja nun grinsend ihren Satz.

»Ja, das ist tatsächlich interessant. Es würde mich nicht wundern, wenn der eine oder andere Kollege von mir mich auch nicht mehr ernst nehmen würde, wenn meine Partnerin mir Hörner aufsetzen würde. Also wenn sie einfach … du weißt, was ich meine!«

Wir denken eine Beziehung gerne als Konstrukt, das aus verschiedenen und in der Regel ziemlich genau festgelegten Elementen besteht. Welche Elemente das genau sind, wird dabei vor allem durch gesellschaftliche Konventionen vorgegeben. Da diese Normen sehr tief in uns verankert sind und da wir immer der Befürchtung unterworfen sind, bei Nichtbefolgen dieser Normen sozial ausgegrenzt zu werden, sind wir häufig nicht zu übermäßiger Experimentierfreude bereit. Beispiele dafür gibt es viele. Etwa Tanjas Freundinnen, die ihre Vorstellung von einer perfekten Beziehung mehr oder weniger unbewusst aus einem der vielen Liebesdramen à la Hollywood übernommen haben. Wer diesem Denk- und Glaubensmuster folgt, geht natürlich auch davon aus, dass Männer ihre Frauen verlassen, wenn ihnen nach einem Seitensprung keine geballte Eifersucht in Kombination mit dem schlimmsten Streit ihres Lebens entgegengebracht wird. Und klar, in diesem Rahmen bedeutet ein Seitensprung auch gleichzeitig eine gescheiterte Ehe und im schlimmsten Fall die Rückkehr zum ungeliebten, weil oft als minderwertig angesehenen Single-Dasein. Ebenso läuft jeder Mann, der seine Besitzansprüche auf seine Partnerin anderen Männern gegenüber nicht offensiv behauptet, Gefahr, als unmännlich dazustehen.

Es mangelt also an Mut zu Risiko, Veränderungen und kritischer Reflexion. Und aus den eben geschilderten Perspektiven ist das auch nachvollziehbar. Tatsächlich ist *sexuelle Treue* in dem Konzept, das wir von Beziehungen haben, nicht das einzige Element, das eigentlich austauschbar oder anpassbar wäre. Vielen Paaren hilft es, Antworten auf ein paar andere Fragen zu finden, die weg vom »normalen« und hin zu einem individuellen Beziehungsmodell führen können. Ein paar Beispiele:

- Sehen wir uns nur mit einem emotionalen Schwerpunkt als Liebespaar oder auch als beste Freunde mit gleichen Interessen? Wie viele Gemeinsamkeiten wollen wir miteinander teilen?
- Können wir die Nähe, die durch räumliches Zusammenwohnen entsteht, aushalten? Oder brauchen wir diese auf der anderen Seite vielleicht sogar? Wie oft wollen wir uns sehen und wie viel Zeit zusammen verbringen?
- Wie oft sollten wir Sex haben? Ein Paar, das auf einer Party offen zugibt, nur alle drei Wochen mal miteinander in die Kiste zu gehen, wird garantiert komisch angeschaut. Auch hier besteht also

die Gefahr, an seinen wahren Bedürfnissen (die sich übrigens gerade in diesem Punkt im Laufe der Zeit stark ändern können!) vorbeizuleben

Wir sehen also, dass es in jedem Fall Sinn macht, sich über die einzelnen Komponenten, aus denen eine Beziehung besteht, einmal Gedanken zu machen. Am besten im Gespräch mit dem Partner. Denn eine Beziehung ist sicherlich kein Konstrukt, bei dem wir gezwungen wären, es ohne eingehendere Prüfung und gegebenenfalls die eine oder andere Anpassung zu übernehmen. Stelle dir einfach vor, du könntest dich bei der nächsten Einkaufstour frei entscheiden, ob du lieber Klamotten von der Stange haben möchtest oder etwas Maßgeschneidertes bevorzugst. Letzteres ist meistens die bessere Wahl, und die etwas höhere Investition lohnt sich.

Aber bei Beziehungen treffen wir natürlich generell auf Vielfalt, und so verwundert es nicht, dass hier das Motto gilt: *Frage zehn Menschen, und du bekommst zehn verschiedene Antworten*. Es wird im Folgenden also weniger die Frage *offene Beziehung oder nicht offene Beziehung?* eine Rolle spielen, sondern eher die Frage *Wie offen darf's denn sein*? Denn auch wenn sich duale Modelle à la Gut–Böse, Christ–Muslim, Veganer–Fleischesser oder Links–Rechts durch alle Gesellschaftsschichten und Lebensbereiche ziehen, heißt das noch lange nicht, dass eine solche vereinfachte Sichtweise auf komplexe Themen sinnvoll oder gar auf irgendeine Weise hilfreich wäre. Auf den nächsten Seiten werden wir also ein paar der Begriffe klären und dabei nicht nach einem einfachen *Ja-Nein-Schema* vorgehen, sondern uns die Bezeichnungen auf einer Skala anschauen, die naturgemäß sehr viele Schattierungen liefert. Eine konstruktive Frage kann dann nämlich plötzlich sein, wo du dich auf der Skala *befindest* und wo du dich gerne auf der Skala befinden *würdest*.

Da es in diesem Buch aber schwerpunktmäßig um nicht-monogame Beziehungen geht, möchte ich auf die Frage nach der sexuellen Offenheit, die ich hier als ein verhandelbares Element jeder Beziehung sehe, etwas gründlicher eingehen. Welche Alternativen gibt es genau? Was heißt schon *offen*? Und welche möglichen Konzepte können wir da voneinander abgrenzen? Wenn du Lust auf einen Blick auf die Details hast, dann lass uns mal die folgende Übersicht inklusive der Erklärungen anschauen:

Beziehungsformen von *monogam* bis *polyamor*:

- Dauerhafte Monogamie
- Serielle Monogamie
- Monogamie mit heimlichen Seitensprüngen
- Affäre
- **Sexuelle Freundschaft**
- **Offene Beziehung**
- **Polyamorie mit Haupt- und Nebenpartnern**
- **Beziehungsanarchistische Polyamorie**

Hier werden die letzten vier Punkte bisweilen als *offene Beziehung* bezeichnet.

Beginnen wir der Reihe nach damit, die verschiedenen Kategorien näher unter die Lupe zu nehmen. Dabei ist es mir wichtig, auf dem Schirm zu haben, dass die Kategorien natürlich eine künstliche und aus meiner subjektiven Sicht geprägte Einteilung darstellen. Andere Menschen mögen das anders sehen, und das ist definitiv in Ordnung, denn Zweck dieses Vorgehens ist es nicht, irgendeine Art von Welt- oder Liebesordnung aufzustellen, sondern lediglich, für etwas Klarheit zu sorgen. Nach diesem Klärungsprozess kannst du die Schubladen natürlich gerne wieder ordentlich durcheinanderwühlen!

Dauerhafte Monogamie

Ganz links am Anfang der Skala finden wir die klassische, *dauerhafte Monogamie*. Das Ideal und die Wunschvorstellung sehr vieler

Menschen, die natürlich häufig von Hollywood idealisiert und im Rahmen der Sozialisation vermittelt wird. Und die auch von vielen Menschen so präsentiert wird, die sich auf der Skala real etwas weiter in die andere Richtung bewegen. Wie bei allen Punkten auf der Skala gilt auch hier: Für manche Menschen genau das Richtige. Wer allerdings versucht, dauerhaft gegen Widerstände zu leben, wird damit vermutlich nicht glücklich und irgendwann vorm Burnout stehen. Gerade in der heutigen Zeit lauern viele Verlockungen, und wir sind Umgebungsfaktoren wie einer dauerhaften, mehr oder weniger unterschwelligen Sexualisierung durch Werbung und einer allzeit verfügbaren Pornografie ausgesetzt. Auf der anderen Seite stellt ein solches Beziehungsmodell natürlich viel Zeit und Energie für den Partner bereit beziehungsweise ermöglicht es, sich intensiv mit anderen Lebensbereichen wie der eigenen Karriere oder einem zeitlich fordernden Hobby auseinanderzusetzen. Und es gibt zumindest ein Versprechen von Sicherheit und (sexueller) Treue. Das *dauerhaft* steht aus meiner Sicht etwas im Gegensatz zum grundsätzlich dynamischen Charakter von zwischenmenschlichen Beziehungen. Allerdings sollte man auch nicht den Fehler begehen und davon ausgehen, dass Änderungen in Beziehungen sich nur auf den Bereich der Sexualität konzentrieren beziehungsweise konzentrieren müssen. Letztlich bleibt die Entscheidung also hier wie in allen anderen Fällen eine sehr individuelle. Und wer die Entscheidung für oder gegen diese Form sehr bewusst trifft, ist letztlich immer im Vorteil.

Serielle Monogamie

Dadurch, dass die Entscheidung dahingehend, wie monogam die Beziehung nun sein soll, selten bewusst getroffen wird, landen viele Menschen, deren Wunsch die dauerhafte monogame Beziehung wäre, stattdessen bei der *seriellen Monogamie*. Aus meiner Sicht hat das bisweilen fast etwas Tragisches, da ich in meiner gesamten Karriere als Autor und Beziehungscoach noch niemals eine Rückmeldung von Lesern oder Klienten bekommen habe, die sich explizit wünschen, ihre Beziehung nach Art einer seriellen Monogamie zu gestalten. Für die meisten Menschen klingt die Vorstellung, regelmäßig nach ein paar Monaten oder Jahren den Partner zu wechseln, mit dem man dann die nächste sexuell exklusive Beziehung führt, einfach nicht sehr reizvoll. Falls du aber gerade bemerkst, dass auch du am liebsten eine dauerhafte monogame Beziehung führen möchtest, aber doch eher bei der seriellen Monogamie landest, habe ich hier ein paar Hinweise zur Entwarnung für dich:

- Der Anspruch, dass Beziehungen ewig oder zumindest ein Leben lang halten müssen, ist hoch, aber natürlich völlig in Ordnung. Es steht dir aber frei, dich nicht dafür zu verurteilen, wenn es nicht funktioniert. Menschen sind nicht perfekt, Beziehungen daher auch nicht.
- Hinzu kommt noch, dass eine glückliche und dauerhafte Beziehung ein nicht unerhebliches Maß an persönlicher Entwicklung voraussetzt. Es ist also auch absolut legitim, wenn es ein paar Beziehungsversuche braucht, um die persönliche Entwicklung bis zum kritischen Punkt voranzutreiben.

Also: Es ist kein Drama, wenn man bereits ein paar »gescheiterte« Beziehungen hinter sich hat. Streng genommen sind die auch nicht gescheitert, sondern haben einfach irgendwann geendet – möglicherweise aus unausweichlichen und absolut sinnvollen Gründen.

Monogamie mit heimlichen Seitensprüngen

Auch hier landen viele Menschen, die sich am Ideal der dauerhaften Monogamie versuchen. Das Treueversprechen wurde vielleicht explizit vereinbart, aber trotzdem von einem oder beiden Partnern gebrochen. Dadurch, dass hier häufig viel Vertrauen verloren geht, enden Beziehungen sehr oft, wenn ein Seitensprung oder sogar eine Affäre (siehe unten) bekannt wird. Aber es gibt auch sehr glückliche Beziehungen von langer Dauer, in denen Seitensprünge eine Rolle spielen. In manchen Fällen haben die Partner tatsächlich keine Ahnung, was der jeweils andere so treibt, wenn er angeblich beim Sport oder auf Dienstreise ist. Hier und da wissen aber auch beide Partner Bescheid und akzeptieren sexuelle Außenkontakte insgeheim. In solchen Fällen haben beide sich oft wortlos darauf geeinigt, das Thema *Fremdgehen* nicht offen anzusprechen. Moralisch werden die meisten Menschen diese Art der Beziehung mindestens als Grauzone betrachten, wenn nicht sogar verwerflich finden. Ich halte dem aber entgegen, dass jedes Paar das Recht hat, die Beziehung nach absolut eigenen Vorstellungen zu gestalten. Auch wenn das heißt, dass eine funktionierende Beziehung letztlich über einen völligen Anspruch an Ehrlichkeit gestellt wird. Letztlich ist das eine individuelle Entscheidung, die es verdient, nicht von anderen Menschen be- oder gar verurteilt zu werden.

Affäre

Affären kommen sowohl als (heimliche) Nebenbeziehungen als auch als einzige Beziehung für eine Person vor. Wenn die Affäre temporär die einzige intim-romantische Beziehung für eine Person ist, dann steckt dahinter oft ein gering ausgeprägter Wunsch nach Bindung und Nähe. Gleichzeitig kann ein großes Freiheitsbedürfnis hier die treibende Motivation sein. Eine Affäre unterscheidet sich also fast immer von einer Partnerschaft und bisweilen auch von einer Freundschaft, etwa, wenn es eher um reine Sextreffen geht. Im Gegensatz zu »offiziellen« Beziehungen werden Affären in der Regel vor der Umwelt geheim gehalten, da Sexualität außerhalb von klassischen Beziehungen in unserer Gesellschaft nicht wertgeschätzt wird. Wenn herauskommt, dass eine Frau eine oder mehrere Affären hat, läuft sie je nach sozialer Umgebung immer noch Gefahr, als *Schlampe* einsortiert zu werden, anstatt dass sie (wie es logischer und angemessener wäre) als Frau mit selbstbestimmter Sexualität angesehen wird. Männer, deren Affären etwa im Freundeskreis thematisiert werden, gelten klassischerweise als männlich und erfahren häufig soziale Achtung. In anderen Fällen wiederum leidet aber auch hier der Ruf. Mein Eindruck ist, dass sich die klassischen Verhältnisse, nach denen eine sexuell aktive Frau sozial abgewertet und ein sexuell aktiver Mann sozial aufgewertet wird, sich nach und nach verschieben und differenzieren. So oder so stehen wir Sexualität aber leider immer noch nicht so entspannt gegenüber, wie es einem erfüllten und frustfreien Liebesleben dienlich wäre. Menschen, die es mit ihren sexuellen Aktivitäten »übertreiben«, werden somit immer noch hier und da argwöhnisch und überkritisch unter die Lupe genommen.

Ich plädiere insofern dafür, Affären mehr Achtung entgegenzubringen – auch wenn wir vielleicht ein anderes Wort dafür finden sollten, da *Affäre* doch recht negativ besetzt ist, wenn wir etwa an Affäre im Sinne eines Skandals denken. Eine Neudeutung empfiehlt sich also, denn wer als Single so zumindest für seine sexuellen Bedürfnisse sorgen kann, sucht oft entspannter. Und es gibt Menschen, die sich in einer klassischen Beziehung unwohl fühlen, ihre körperlichen Bedürfnisse in einer Affäre ausleben und ihre sozialen Bedürfnisse durch einen funktionierenden Freundeskreis befriedigen.

Auf der Skala bewegen wir uns weiter zum anderen Pol, da Affären in den meisten Fällen keine sexuelle Exklusivität voraussetzen. Und interessanterweise wird in solchen Konstellationen – im Gegensatz zu klassischen Beziehungen – tatsächlich häufiger explizit darüber gesprochen, ab wann, wie oder mit wem sexuelle Kontakte denn auch noch in Ordnung wären. Ob das daran liegt, dass Affären im Vergleich zu Liebesbeziehungen weit weniger durch implizite Normen festgelegt seien, könnte durch eine interessante Studie geklärt werden. Bis dahin bleibt das Vermutung, und von den Beteiligten fordert es im schlimmsten Fall ein paar offene Gespräche.

Sexuelle Freundschaft

Friends with Benefits, *Freundschaft plus* oder doch die *mit gewissen Vorzügen*? Verschiedene Bezeichnungen meinen hier oft dasselbe und unterscheiden sich dann je nach Auslegung der Beteiligten doch wieder im Detail. Wenn zwei Menschen eine Beziehung als sexuelle Freundschaft bezeichnen, dann versteht einer darunter vielleicht wirklich eine lockere, kumpelhafte Affäre, und der andere sieht das Konstrukt viel näher an der klassischen Beziehung, in der auch intensivere Gefühle eine Rolle spielen dürfen - dann kommt auch für eine solche Konstellation schon mal die Bezeichnung *offene Beziehung* auf den Tisch. In jedem Fall scheinen unter diesem Label Beziehungen zu laufen, die zwar oft eine gewisse Verbindlichkeit voraussetzen, aber in denen auch sehr häufig keine sexuelle Ausschließlichkeit vereinbart wird. Oder anders herum: in denen explizit vereinbart wird, dass auch Sex mit anderen eine Rolle spielen darf.

Gleichzeitig ist das Verbindlichkeitsniveau hier in den meisten Fällen etwas niedriger, weswegen viele Menschen ein solches Modell überhaupt nicht als Beziehung bezeichnen. Das kann natürlich jeder Beteiligte frei für sich entscheiden, allerdings denke ich, dass es viel Druck nehmen kann, wenn wir unser Verständnis einer Beziehung etwas lockern und uns genau überlegen, was wir uns davon im Einzelfall erhoffen. Und wenn zwei Menschen sich mögen, sich attraktiv finden und sexuell miteinander harmonieren - vielleicht sogar inklusive toller Gespräche danach –, dann verdient das definitiv eine gewisse Anerkennung.

Offene Beziehung

Die meiner Erfahrung nach häufigste Sicht einer offenen Beziehung, in der die Partner sich als Liebespaar verstehen und sich sexuelle Freiheiten zugestehen, ist aus kommunikativer Perspektive etwas Besonderes. Denn ab diesem Punkt auf der Skala kommen alle Beziehungsformen nicht mehr ohne explizite Gespräche zum Thema *sexuelle Exklusivität* aus. Fragen, die hierzu theoretisch aufkommen könnten, gibt es natürlich genug:

- Wie oft können sich die Partner mit anderen treffen?
- Wie weit gehen die Partner mit anderen Menschen? Rumknutschen? Sex? Händchen halten in der Öffentlichkeit?
- Ist die eigene Beziehung öffentlich bzw. offiziell, etwa im Kreis von Familie und Freunden?
- Wie wird mit dem Thema Verhütung und Schutz vor sexuell übertragbaren Krankheiten umgegangen?
- Was passiert, wenn jemand sich in eine andere Person verliebt?

Ich denke, es wird deutlich, dass die Fragen, wie häufig, wie intensiv und wie emotional die sexuellen Außenkontakte stattfinden können, ein spezifischer Aspekt einer offenen Beziehung sind. Im Gegensatz zur »klassischen« Beziehung, die uns explizit durch Vorbilder vermittelt wurde und in der wir ein ganz gutes intuitives Gespür haben, was in Ordnung und was nicht in Ordnung ist, müssen Paare in anderen Modellen generell für eigene Regeln und Abmachungen sorgen. Das bringt auf der einen Seite eine gewisse Notwendigkeit an Kommunikation und einen nicht unerheblichen Energieaufwand mit sich, ermöglicht auf der anderen Seite aber auch ein hohes Maß an Freiheit und Individualität. Wer es schafft, diese Chance zu nutzen und sich letztlich sein eigenes Modell zu »basteln«, der geht am Ende den Weg, der in jedem Fall in Richtung einer glücklichen Beziehung führt – was so übrigens für jede Art von Beziehung gilt, ob monogam oder nicht.

Polyamorie mit Haupt- und Nebenpartnern

Unter Polyamorie verstehen die meisten Personen, die ihr Liebes- und Lebensmodell so bezeichnen, ein Beziehungsgeflecht, das mindestens potenziell aus mehr als zwei Partnern besteht. Streng genommen passt die Bezeichnung *Partner* hier auch schon nicht mehr, da viele der Beteiligten ebendiesen Dualismus überwinden wollen. In der Version der Polyamorie, in der strikt nach Haupt- und Nebenpartner getrennt und so oft explizit eine Hierarchie ausgehandelt wird, kann man aber noch von Paaren sprechen – beziehungsweise tun das auch viele Beteiligte. Der Unterschied zur offenen Beziehung aus dem vorherigen Absatz liegt hier darin, dass Gefühle zu anderen eine größere Rolle spielen und eine Möglichkeit eingeräumt wird, zumindest in einem abgesteckten zeitlichen Rahmen auch eine Liebesbeziehung zu anderen zu führen. Zwei Aspekte kommen hier also dazu: Sex kann in manchen Fällen als Gesprächsthema an Bedeutung verlieren, da Nebenbeziehungen bisweilen eine größere emotionale als sexuelle Bedeutung haben. Und ein gutes Zeitmanagement ist hier natürlich sehr wichtig.

Viele Menschen, die polyamor leben, sprechen somit auch etwas humorvoll davon, dass man in diesem Fall keine Hobbys bräuchte. Und auch wenn die Organisation mehrerer Beziehungen zugleich sicher Energie und Zeit benötigt, so ist es doch vorteilhaft, auch Themen wie Work-Love-Balance (siehe Glossar) und gerechte Zeitverteilungen explizit auf dem Schirm zu haben. Denn es ist ja nicht so, als ob herkömmliche Beziehungen nie aufgrund von Zeit- oder Energieproblemen scheitern würden.

Wenn ein Mensch für sich entdeckt, dass es für ihn nicht funktioniert, sich mit seiner Liebe auf eine Person zu beschränken, dann ist eine polyamore Beziehung inklusive intensiver Kommunikation und Persönlichkeitsentwicklung fast alternativlos. Auch wenn das häufig anstrengend ist: Die meisten Beteiligten empfinden das als sehr gewinnbringend. In manchen Fällen führt das hohe Engagement allerdings auch zu einer Art elitärem Denken. Denn hier und da gibt es auch polyamore Menschen, die davon ausgehen, dass diese Beziehungsart letztlich die gesamte Menschheit glücklicher machen würde (bei offenen Beziehungen lässt sich dieses Phänomen ebenfalls bisweilen beobachten). Auch wenn ich denke, dass zumindest das Nachdenken über alternative Beziehungsmodelle und vielleicht sogar das eine oder andere Experiment in Liebesdingen selten schaden – letztlich kommt es darauf an, sich angemessen mit sich selbst, mit dem Partner und mit der eigenen Beziehung zu beschäftigen. Dann sind sehr viele verschiedene zufriedenstellende Ergebnisse möglich, die fast die gesamte hier vorgestellte Skala umfassen.

Beziehungsanarchistische Polyamorie

Einen Schritt weiter gehen Menschen, die sich als *beziehungsanarchistisch* bezeichnen. Die eben erwähnte hierarchische Verteilung zwischen Haupt- und Nebenpartner soll entfallen, und eine Rangordnung spielt im Optimalfall keine Rolle. In solchen Gemeinschaften ist vor allem dann sehr viel Entfaltung möglich, wenn sich die Beteiligten gleichzeitig viel mit ihrem Innenleben und ihrer persönlichen Entwicklung auseinandersetzen. Da die meisten Menschen in unserer Gesellschaft aber mit mehr oder weniger stark definierten Kategorien von Besitz, Rangordnung und Zugehörigkeit aufwachsen, muss hier sehr viel Reflexion stattfinden. Im besten Fall kann so eine Kommune entstehen, die sehr basisdemokratisch organisiert ist und in der jederzeit sexuelle und emotionale Kontakte ausgehandelt werden können. Im schlimmsten Fall scheitert das Experiment, und die Beteiligten nehmen viel Gelerntes daraus mit.

Gespräche: Von der Affäre hin zum Beziehungsgeflecht

Fragt man nun Menschen, die selbst in einer Beziehung leben, die sie in einem gewissen Sinne als *offen* bezeichnen, dann ergibt sich oft ein völlig anderes Bild. »Ich kann doch meinem Partner nicht vorschreiben, was er mit anderen Menschen zu tun oder zu lassen hat. Und außerdem belebt ein bisschen Sex mit anderen hier und da die eigene Beziehung doch total«, sind da häufige Aussagen. Gerne auch gefolgt von »wie kann man denn heutzutage überhaupt noch monogam leben, das ist doch unmoralisch«.

Auch wenn ich hier bewusst zwei sehr gegensätzliche Tendenzen beschreibe, die sich so nicht verallgemeinern lassen, so wird dir als Leser an dieser Stelle vielleicht klar, dass beide Perspektiven auf Liebesbeziehungen weder für alle Menschen gelten können, noch für Einzelpersonen über einen enorm langen Zeitraum. Um konkret zu werden: Nicht jede offene Beziehung sieht so aus wie die von Oli und Nina. Ich behaupte sogar, dass es offene Beziehungen gibt, in denen Sex mit anderen niemals praktiziert wird. Und es gibt Beziehungen, die sind so offen, dass nach Art der Polyamorie mehrere gleichzeitig geführt werden (auch wenn die meisten polyamoren Paare den Begriff *offene Beziehung* für sich ablehnen). Es macht also keinen Sinn, sich hinter einer Bezeichnung für ein Modell zu verstecken. Und es ist auch nicht hilfreich, sich dem Thema nur über vorgefertigte und oft übermäßig vereinfachende Meinungen zu nähern.

Aber natürlich ist es nur allzu menschlich, sich feste Meinungen zu bilden und sich dann so stark hinter diese Meinung zu stellen, als ob völlig klar wäre, dass wir das in zehn Jahren noch genauso sehen. Was zwar menschlich ist, aber gleichzeitig wenig weise und vorausschauend. Um diesem Phänomen zu entgehen, was ich gerne als »Meinungsfalle« bezeichne, empfiehlt es sich, eine gesunde Distanz auf das Thema nicht zu verlieren und sich alternativen Beziehungsmodellen konstruktiv zu nähern. Unter anderem deswegen habe ich dieses Buch geschrieben, denn ich bin überzeugt davon, dass es ein aussichtsloses Unterfangen ist, nur mithilfe von Labels und mehr oder weniger willkürlich gewählten Bezeichnungen eine glückliche Beziehung führen zu wollen. Und dass sich hinter der Idee der *offenen Beziehung* durchaus sehr verschiedene Realisierungen finden lassen, habe ich ja bereits angedeutet.

Ein anderer Punkt, der mir gerade bei den Themen Liebe, Beziehungen, Sexualität sehr wichtig ist, liegt im Bereich der Bedürfnisse und der Befriedigung ebendieser. Auch hier halten sich hartnäckig Vorstellungen, die mit der Realität nicht oder nur schwer zu vereinbaren sind. Etwa die Idee, dass sich Bedürfnisse über die Zeit nicht ändern. Wer kann ernsthaft von sich behaupten, zu wissen, was einem in fünf Jahren gefällt? Oder was man in 15 Jahren braucht, um glücklich zu sein? Natürlich streben Menschen immer auch nach Kontinuität, aber gerade bei emotionalen Themen lohnt es sich, nach einem etwas dickeren Fell und damit mehr Flexibilität zu streben. Ich bin immer dankbar, wenn ich von meinen Klienten etwas lerne (was sehr häufig der Fall ist!), und eine der wichtigsten Lektionen ist die, dass es wie ein Bumerang zurückkommt, wenn wir die Entwicklung der eigenen Persönlichkeit zu lange ruhen lassen.

Ein über Jahre vernachlässigtes Selbstbewusstsein, wenig gepflegte Selbstliebe und ein verkümmerter Mut, Neues zu wagen, rächen sich. Immer und in ausnahmslos jedem Fall, allerdings manchmal früher und manchmal später. Aber Veränderungen sind nun mal unbequem, und in unserer Gesellschaft geht es den meisten Menschen nicht so schlecht, dass ein Leidensdruck sie zu wirklichen Änderungen motivieren würde. Fein raus sind also unsere Mitmenschen, die es schaffen, sich trotz einer bequemen Ausgangslage weiterzuentwickeln. Denn diese Personen schaffen es weitaus häufiger, sich erfolgreich um die eigenen Bedürfnisse zu kümmern und auch von Entwicklungen in diesem Bereich nicht überfordert zu sein.

Eine gute Nachricht gibt es aber auch. Denn wer schon einmal die Erfahrung gemacht hat, wie glückliche Liebe sich anfühlt, kann sich dieses Bild in der Regel recht leicht wieder vor Augen führen und so die motivierende Wirkung nutzen. Wer würde schon der Behauptung widersprechen, dass es sich lohnt, etwas für die Liebe zu tun? Auch wenn es vielleicht mal etwas unbequem ist …

So oder so, für dich gibt es nur einen Weg zu einer liebevollen und glücklichen Beziehung. Dieser Weg führt in der Regel nicht über das regelkonforme Befolgen sozialer Normen und auch nicht über das Nachspielen von Vorgaben aus diversen Hollywoodfilmen oder über das ungefilterte Übernehmen der Meinungen anderer. Der einzige Weg, der funktioniert, ist dein eigener. Und der Weg geht sich am elegantesten mit einer Mischung aus möglichst umfangreichem Wissen, Versuch und Irrtum mit sich selbst als Versuchskaninchen und anschließender Selbstreflexion. Der Weg darf auch Pausen enthalten (zum Glück gibt es keinen Zwang oder gar eine staatliche Verordnung zur Entwicklung), und die einzige Person, die das entscheidet und die Verantwortung für diesen Weg übernimmt, bist ebenfalls du.

Dank einiger experimentierfreudiger Menschen, von denen es zum Glück natürlich einige gibt, werden wir in Kürze ganz konkret ein paar der möglichen Arten von Offenheit kennen, die sich in einer Beziehung leben lassen. Ich bin mir ziemlich sicher, dass du bislang zu jedem Punkt auf der soeben vorgestellten Skala eine andere emotionale Einstellung hast. Um zu verstehen, was ich meine, schau dir die Skala noch mal Schritt für Schritt an und achte darauf, ob und wo sich innerer Widerstand regt.

»Um Gottes willen, ich soll meinem Partner erlauben, mit anderen zu schlafen?«, wäre etwa ein Gedanke, der aufkommen könnte und ein Gefühl von Entrüstung mit sich bringt. »Ich habe Angst, dass mein Partner keine Zeit mehr für mich hat, wenn er noch Beziehungen zu anderen führt«, könnte für Verlustangst sprechen. »Oje, ich soll mein ganzes restliches Leben nur noch mit meinem

Partner Sex haben« hingegen lässt einen Freiheitsdrang und den Wunsch nach Abwechslung deutlich werden. Wir begegnen also tatsächlich nicht nur den alternativen Modellen mit uneingeschränkt negativen Gefühlen und den traditionellen Modellen mit uneingeschränkt positiven Emotionen. Wichtig ist hier aber der Punkt, sich einen Zugang zu diesen Gefühlen zu verschaffen, um auf dieser Grundlage offen über Bedürfnisse und über das daraus resultierende Beziehungsmodell sprechen zu können.

Fragt man etwa zehn Menschen, was sie von der Idee einer offenen Beziehung halten, dann erwidern fünf, dass sie das ganz fürchterlich finden, einer fragt, welche Alternativen es gebe, zwei weitere »wollen es mal ausprobieren«, und die letzten beiden finden die Idee gut, relativieren das allerdings gleich wieder mit den Worten »aber ich selbst könnte das ja nicht«. An Meinungen zu einem derart spannenden und polarisierenden Thema mangelt es also den wenigsten. Ich denke aber, dass es in Bezug auf ein Beziehungsmodell weniger relevant ist, eine Entscheidung darüber zu treffen, ob das Modell *an sich* denn nun gut oder schlecht sei. Denn wir wissen alle, dass Modelle ihrem Wesen nach neutral sind. Sondern dass es eher darum geht, zu überlegen, *was wann für wen passt* und *was wann für wen gar nicht geht*. Dazu ist es meistens eine gute Idee, erst mal ein bisschen Abstand zur eigenen Meinung zu bekommen. Und andere Meinungen, Ideen und Vorstellungen bewusst zu akzeptieren, ohne sich direkt lautstark davon abzugrenzen. Darüber hinaus ist es für funktionierende Beziehungen eine essenzielle Fähigkeit, Meinungsverschiedenheiten auch aushalten zu können, ohne sofort den Status quo oder gar die gemeinsame Zukunft infrage zu stellen.

Mir ist es tatsächlich vor einiger Zeit passiert, dass eine Klientin mich mit einem Anliegen kontaktiert hat, hinter dem ein enormer Leidensdruck stand und das recht wenig mit alternativen Beziehungsmodellen zu tun hatte. Nach unserem Vorgespräch beschlossen wir beide, in drei Coachingeinheiten eine Lösung für ihr Problem zu finden. Dabei ist es nicht mal zum ersten Gespräch gekommen, da die Dame mir per Mail absagte und als Grund anführte, dass ein Autor, der sich auch dem Thema *offene Beziehung* widmete, unmöglich ein hochwertiges Coaching zu einer klassischen Beziehung leisten könne. Nachdem diese Begründung mich aufgrund ihrer scheinbaren Unsinnigkeit tatsächlich kurz irritierte, fiel mir wieder ein, wie stark Menschen sich von Meinungen und von ihrer eigenen Perspektive leiten lassen. Und ich erinnerte mich an einen Ratschlag, den ich mir selbst gerne gebe: Andere Meinungen dürfen auch einfach mal unkommentiert akzeptiert werden. Wenn es in der Welt der Klientin so ist, dass Autoren, die unter anderem über offene Beziehungen schreiben, in anderen Fragen automatisch inkompetent sind, dann ist das für mich in Ordnung. Ich nehme es ihr nicht übel und bewerte das einfach angemessenerweise als Einzelfall und recht subjektive Einschätzung. Und freue mich lieber jeden Tag über die Menschen, die mit mir zusammenarbeiten, die mir schreiben und die meine Bücher lesen. Und das auch, obwohl sie vielleicht selbst (wie ich übrigens auch) nicht der Ansicht sind, dass eine offene Beziehung das Maß aller Dinge und die ultimative Lösung aller Beziehungsprobleme sei.

Ach ja, und wo wir gerade bei verschiedenen Perspektiven sind: Es wird Zeit, mal ein paar verschiedene Sichtweisen auf offene Beziehungen zu betrachten. Und zwar nicht aus der Theorie heraus, sondern mitten im Leben. Um deutlich zu machen, welche unterschiedlichen Ansichten es alleine zum Begriff der offenen Beziehung gibt, habe ich ein paar freundliche Mitmenschen gefragt, wie sie das für sich definieren. Von allen Gesprächspartnern war mir vorher bekannt, dass sie ihre Beziehung als *offen* bezeichnen – und dass sie auch gerne über das Thema sprechen. *Et voilà*, Vorhang auf für die Stars der nächsten Seiten.

Im Gespräch mit Jess: Offene Beziehung als Kombination aus Affäre und klassischer Beziehung

Frage: Jess, was verstehst du für dich unter einer offenen Beziehung?

Jess: Für mich heißt das, dass ich die Person mir gegenüber bedingungslos annehmen kann, so wie sie ist – ohne dabei zu sagen »du bist meins«. Grenzenlose Liebe quasi.

F: Was genau meinst du mit *grenzenlos*?

J: Die Möglichkeit, mich mit anderen zu treffen und zu verabreden. Mit anderen rumknutschen zu können und auch Sex als Option zu haben. Zu Sex mit anderen ist es aber bislang noch nicht gekommen. Wenn das von seiner Seite aus passieren sollte, hätte ich damit aber kein Problem. Ich denke, dass das andersherum für ihn auch gelten würde. Als ich letztens mal ein Date hatte und ihm kurz davor erzählt habe, dass ich mich jetzt mit jemand anderem treffe, hat er mir per SMS nur viel Spaß gewünscht und war am nächsten Tag natürlich neugierig. Ich denke, Freiheit belebt die Beziehung auch. Vor allem die Einstellung, dass nichts als selbstverständlich angenommen wird, sorgt für positive Spannung.

F: Bezeichnest du *ihn* als *Partner*?

J: Ja, denn wir sprechen offen miteinander, auch über Ängste, und das ist für mich bei der Kommunikation mit einem Partner ein wichtiger Punkt. Das geht bei uns so entspannt, weil die Erwartungen niedrig sind und es keine Verlustängste gibt.

F: Wenn dein Partner die Beziehung in ihrer jetzigen Form beenden würde, um mit jemand anderem eine Beziehung zu führen, wäre das demnach kein Problem für dich?

J: Nein, das wäre in Ordnung, und ich hätte große Lust darauf, dann weiter befreundet zu bleiben – solange das mit dem neuen Partner passt. Ich glaube, dass wir beide an einem Punkt sind, an dem wir uns eher auf Leute einlassen, die mit so was entspannt umgehen und das ähnlich sehen wie wir. Man zieht ja auch andere Menschen mit ähnlichen Denkmustern an. Ich kann es mir auf jeden Fall nicht mehr vorstellen, mit einem Partner zusammen zu sein, der mir etwas vorschreibt. Auch nicht, wenn es darum geht, mit wem ich mich treffe. Ich hatte das in früheren Beziehungen häufiger, dass mir z.B. verboten wurde, mich mit bestimmten Freunden zu treffen. Aus heutiger Perspektive kann ich das natürlich nicht mehr nachvollziehen.

F: Würdest du sagen, dass es für dich eine Weiterentwicklung ist, eine Beziehung offen und auf deine Art führen zu können?

J: Ja, definitiv. Ich setze mich jetzt auch mehr für mich ein und beschäftige mich mehr mit mir selbst als in meinen vergangenen monogamen Beziehungen. Wenn mein Partner mich z.B. jetzt zu etwas einlädt, auf das ich gar keine Lust habe, dann kann ich das auch freundlich ablehnen und bin ihm nicht böse, wenn er das einfach alleine macht. Früher hätte ich mich verpflichtet gefühlt, ihm zuliebe mitzumachen. Egal, ob es jetzt um Konzerte, um Geburtstage oder Kino geht, wir sprechen uns jetzt einfach gemeinsam ab. In vielen klassischen Beziehungen verliert man sich selbst und lebt nur noch die Beziehung. Wir sind jetzt eigenständig und haben auch noch unser eigenes Leben.

F: Wie sieht die Zukunftsplanung bei euch aus?

J: Ich plane da nichts großartig, außer einem Wiedersehen nach seinem beruflichen Auslandsaufenthalt. Aber eine klassische Zukunftsplanung mit Zusammenwohnen und Familie gibt es nicht. Momentan habe ich auch gar keinen Bedarf, mir darüber Gedanken zu machen.

F: Doofe Frage, aber wie kommt das?

J: Die vergangenen Beziehungen haben nicht funktioniert, da habe ich mich oft gefangen gefühlt. Für mich war ein Punkt erreicht, wo ich eigentlich gar keine Beziehung mehr wollte. Als ich dann meinen jetzigen Partner kennengelernt habe (ich habe mich am Anfang übrigens erst ziemlich abweisend verhalten, aber er war zum Glück hartnäckig), ging es dann irgendwann Knall auf Fall. Ich habe direkt eine Verbindung gespürt. Nach dem ersten Sex am nächsten Morgen haben wir einfach mal offen darüber gesprochen, was jetzt daraus werden soll. Das mit dem *offen sprechen* machen wir immer noch so, auch was andere Dates angeht.

F: Du hast eben von einer Verbindung gesprochen, Würdest du es Liebe nennen?

J: Schwierige Frage. Ich denke, dass man sehr viele Menschen liebt, etwa die Familie und Freunde, aber dass diese Arten von Liebe verschieden sind. Insofern ja, das ist auch eine Art Liebe. Ich vermisse ihn zum Beispiel auch, wenn er nicht da ist. Für mich ist das eine Art *reine Liebe*, gerade weil sie so bedingungslos ist. Und es gibt nichts, was er tun könnte, um diese Liebe zu schmälern. Das war bei vorherigen Partnern anders, da fand ich öfter mal irgendwas doof oder peinlich und schämte mich dann für ihn - das ist bei meinem jetzigen Partner nicht der Fall. Und umgekehrt ist das genauso. Er hasst z.B. Disneysongs, liebt mich aber trotzdem, wenn ich betrunken ebenjene Songs singe. Bei früheren Partnern schränkte ich mich ein, bei ihm muss ich das nicht. Ich kann alles machen, wonach mir gerade ist, egal wie peinlich es auch sein mag. Er rennt trotzdem nicht weg. Ich kann ihn also genauso annehmen, wie er ist. Ich liebe alles an ihm.

F: Kannst du dir vorstellen, irgendwann noch mal eine klassische Beziehung zu führen? Und wenn ja, wie sähe die aus?

J: Aktuell nicht, aber ich bin mir bewusst, dass sich gerade bei mir viel ändert, von daher kann ich das gerade nicht sagen. Ich weiß auch nicht, ob ich jemals Kinder haben will. Aktuell bin ich echt zufrieden – auch mit dem Single-Sein war ich vorher glücklich. Ich glaube, daher funktioniert das gerade auch so gut. Wäre ich als Single schon vorher unglücklich gewesen, hätte das niemals so gut funktioniert.

F: Könntest du dir vorstellen, mit einer zweiten oder dritten Person gleichzeitig etwas Ähnliches zu haben wie mit deinem jetzigen Partner?

J: Ja, wenn es offen und ehrlich und ohne Besitzdenken abläuft. Aber das ist natürlich für viele schwierig, weil irgendwann wieder die Notwendigkeit ins Spiel kommt, teilen zu müssen – spätestens wenn es um die verfügbare Zeit geht. Aktuell wollen wir uns beide aber einfach so lange sehen, wie wir uns beide gut fühlen. Das Ergebnis ist da ziemlich offen.

F: Danke dir für das aufschlussreiche Gespräch, liebe Jess!

Reflexion: Zeit und Raum für sich

Jess hat eine klare Vorstellung von ihrer Beziehung und spricht selbst davon, wie sie in Liebesdingen viele Fortschritte gemacht hat. Ihre Bedürfnisse spielen für sie nun eine größere Rolle, und das scheint sich direkt auf ihre Partnerschaft auszuwirken: Denn sie gestaltet das Ganze zwar mit einiger Nähe zum Partner, aber auch mit genügend Freiraum für sich selbst. Besitzdenken soll in ihrer Liebe keine Rolle spielen, stattdessen führt Jess mit ihrem Partner Gespräche. Darüber hinaus ist sie sich bewusst, dass ihre aktuelle Einstellung sich mit der Zeit auch wieder ändern kann. Auch wenn aus ihrer Sicht momentan keine klassische Beziehung für sie infrage kommt, heißt das nicht zwangsläufig, dass das immer so bleiben muss. Ich denke, dass diese Einstellung in jedem Fall viel Flexibilität ermöglicht und die Option eröffnet, den eigenen Bedürfnissen ihren Raum geben zu können.

Wollte man Jess übrigens auf unserer Skala einordnen, dann würde sie sich ungefähr in diesem Bereich bewegen:

1. Dauerhafte Monogamie
2. Serielle Monogamie

3. Monogamie mit heimlichen Seitensprüngen
4. **Affäre**
5. **Sexuelle Freundschaft**
6. **Offene Beziehung**
7. Polyamorie mit Haupt- und Nebenpartnern
8. Beziehungsanarchistische Polyamorie

Jess bewegt sich mit ihrem Partner also irgendwo zwischen Affäre, sexueller Freundschaft und offener Beziehung.

Im Gespräch mit Ben: Sexuelle Freiheit

Frage: Ben, was verstehst du unter einer offenen Beziehung?

Ben: Für mich bedeutet das erstens, mit dem Menschen zusammen zu sein, den ich liebe und mit dem ich lange zusammen sein möchte. Gleichzeitig kann ich mich mit anderen Menschen treffen und auf freundschaftlicher Ebene mit ihnen Sex haben.

F: Welche Rolle spielen für dich dabei Gefühle zu anderen?

B: Es kann natürlich immer ein Kribbeln im Bauch entstehen. Mit anderen Frauen bewahre ich allerdings immer etwas Distanz und habe eher freundschaftliche Gefühle und verspüre sexuelle Anziehung.

F: So wie du es formulierst, klingt es nach einem sehr aktiven Umgang mit deinen Gefühlen. Würdest du sagen, dass du die Distanz brauchst, um dich eben nicht zu verlieben?

B: Nach einem tollen Gespräch, viel Harmonie und gutem Sex kann ich mich schon mal auf einem emotionalen Hoch befinden. Ich achte dann darauf, dass ich die Frau nicht so oft wiedertreffe, dass sich ein gemeinsames Leben entwickelt. Der aktive Umgang mit meinen Gefühlen liegt mir gut, und daher werden die Gefühle zu anderen nie so stark, wie wenn ich mich darauf einlassen würde.

F: Weitere »klassische« Partner kämen für dich also nicht infrage?

B: Langfristig lege ich mich sehr auf meine Partnerin fest. Zusammenleben oder Zukunftspläne möchte ich mit anderen Partnern nicht haben. Jemanden öfter zu treffen finde ich aber in Ordnung.

F: Du siehst für dich also schon einen großen Unterschied zwischen deiner Beziehungspartnerin, mit der du auch zusammenlebst, und freundschaftlichen Sexpartnern?

B: Ja, mit der Beziehungspartnerin habe ich Pläne, die ich mit den freundschaftlichen Partnern nicht habe, zum Beispiel eine gemeinsame Wohnung und eine eventuelle Familiengründung.

Nichtsdestotrotz möchte ich mich natürlich auch mit den freundschaftlichen Partnern gut verstehen und auch auf einer Wellenlänge sein.

F: Also *Beziehung light* sozusagen? Oder differenzierst du da noch stärker?

B: *Beziehung light* wäre für mich eigentlich schon zu stark. *Freundschaftlich* trifft es wirklich eher. Das heißt, dass ich mich auch mit den weiteren Partnern gut über Themen wie Sex und Beziehungen oder auch Politik und Philosophie unterhalten können möchte. Aber dabei ist immer im Hintergrund, dass ich so was wie eine »Königin« habe, der ich auf meine Weise treu bin.

F: Wie definierst du für dich Treue?

B: Treue heißt für mich, zu meiner Partnerin zu stehen, auch wenn es mal nicht so rundläuft. Aber auch eine emotionale Exklusivität, die ich mit anderen in dieser Form nicht habe. Sexuelle Ausschließlichkeit spielt da für mich keine große Rolle.

F: Demnach ist auch Sex für dich die Hauptmotivation, keine »klassische«, sondern eben eine offene Beziehung zu führen?

B: Ja, der Sex mit anderen ist für mich an sich schon wichtig. Aber auch das Neue, die Abwechslung und der Akt des Kennenlernens. Gute Gespräche reizen mich auch ziemlich. Vor allem Diskussionen mit intelligenten Menschen über Themen wie Beziehungen oder gesellschaftliche Fragen. Schön ist es auch, wenn dann dabei rauskommt, dass man in vielen Punkten gleiche Ansichten hat.

F: Danke dir für das aufschlussreiche Gespräch, lieber Ben!

Reflexion: Freundschaftlicher Sex

Ben drückt in klaren Worten aus, was eine offene Beziehung für ihn bedeutet: die Liebe zu seiner Partnerin und die gemeinsame Beziehung einerseits und die Möglichkeit, Sex zu genießen, andererseits. Wenn wir uns mit der Motivation nach Sex beschäftigen, dann fällt es den meisten Menschen schwer, diese zu akzeptieren. Zu sehr hat Sex noch etwas Schmutziges, Verbotenes – zumindest außerhalb einer offiziellen Beziehung. Auch wenn es natürlich absolut in Ordnung ist, Sex als etwas Besonderes zu sehen, was man mit dem Partner teilen möchte: Genauso dürfen wir den Wunsch akzeptieren, freie Sexualität zu genießen. Vorurteile und Intoleranz haben in beiden Fällen nichts zu suchen.

Insofern beeindruckt mich Bens Offenheit, denn er kennt und lebt sein Bedürfnis und kümmert sich gleichzeitig recht aktiv darum, auch die Beziehung zu seiner Partnerin zu »schützen«. Die Möglichkeit, Einfluss auf seine Gefühle zu nehmen, spricht er im Interview ebenfalls an. Er nutzt diese Fähigkeit zum Beispiel, um achtsam und aktiv mit seinen Gefühlen für andere Frauen umzugehen, denn eine weitere Partnerin, mit der er beispielsweise ebenfalls Zukunftspläne schmiedet, wünscht Ben sich nicht. Wollte man Ben auf unserer Skala einordnen, dann würde er sich ungefähr in diesem Bereich bewegen:

1. Dauerhafte Monogamie
2. Serielle Monogamie
3. Monogamie mit heimlichen Seitensprüngen
4. Affäre
5. Sexuelle Freundschaft
6. **Offene Beziehung**
7. Polyamorie mit Haupt- und Nebenpartnern
8. Beziehungsanarchistische Polyamorie

Bens Beziehung zu seiner Partnerin lässt sich am besten schlicht mit dem Label *offene Beziehung* bezeichnen.

Im Gespräch mit Simon und Johanna: Balance zwischen Verbindlichkeit und Freiheit

Frage: Ihr beiden, was versteht ihr unter einer offenen Beziehung? *(die beiden denken lange nach)*

Simon: Ich verstehe darunter erst mal eine nicht-exklusive Beziehung, ob emotional oder sexuell. Ich kann mich an einen Menschen binden auf lange Sicht, möglicherweise bis zum Tod. Das klingt irgendwie romantisch, ist aber vermutlich menschlich. Aber in meiner Vorstellung geht das auch, ohne dass man sich von anderen Menschen abkapseln muss. Bei klassischen Beziehungen ist es in gewisser Hinsicht immer »wir beide gegen den Rest der Welt«, das finde ich eigentlich nicht notwendig. Ich kann *Bindung* und *andere Menschen* gleichzeitig. Andere Menschen in meinem Leben stehen da einfach nicht im Widerspruch dazu, meine Zeit mit Johanna zu verbringen und zu ihr zu stehen.

Johanna: Ich stimme allem zu, was Simon gesagt hat. *Offene Beziehung* heißt für mich *Verbindlichkeit und Freiheit in bester Form kombiniert.*

S: Schließt sich das nicht aus?

J: Nein. Verbindlichkeit mit einem Menschen und trotzdem die Freiheit, mit Rücksichtnahme, Kommunikation und Austausch tun zu können, was man will. Ich kann für mich selbst entscheiden und muss nicht um Erlaubnis fragen. Einen Katalog von Verboten gibt es auch nicht. Wo ich das jetzt so sage, finde ich das eigentlich ziemlich krass, im positiven Sinne.

S: Ja, offene Beziehungen sind halt auch kein starres Konstrukt, sondern ein ständiger Aushandlungsprozess. Das ermöglicht viel Austausch. Das ist toll.

J: Ich denke, dass es ein ziemlich klassisches Modell gibt, von dem man sich mit einer offenen Beziehung automatisch abgrenzt. An diesem klassischen Modell stört mich, dass da oft viele wichtige Dinge nicht angesprochen werden. Wir haben von Anfang an überlegt, was wir uns wünschen und wie wir das in der Beziehung umsetzen können. *Offen* heißt für uns auch *in der Gestaltung offen.*

F: Das heißt aber auch, dass ihr euch als Paar und nicht als Affäre seht?

S: Ja, als Paar!

J: Aber auch in Ermangelung besserer Begriffe. In mir lösen die Bezeichnungen *Freund* und *Paar* emotional wenig aus, denn die sind irgendwie unpraktisch.

S: Die passen für mich auch nicht so wirklich gut. Ich würde stattdessen gerne sagen »wir sind gemeinsam«, denn das drückt schön aus, was ich empfinde, funktioniert sprachlich aber leider nicht.

J: Ausdrücke wie *Paar* und *mein Freund* nutze ich, damit Leute sich was darunter vorstellen können, ohne dass langwierige Erklärungen notwendig werden. Wenn das Thema auf Partys zum Beispiel aufkommt, gibt es dann nämlich für die nächsten zwei Stunden kein anderes Gesprächsthema mehr. Andere mögen das spannend finden, aber für uns ist es irgendwann etwas eintönig. Besser finde ich noch die Umschreibung »Simon ist der (wichtigste) Mann in meinem Leben«, aber auch das ist noch nicht optimal. Die Begriffe kommen dem aber letztlich sehr nah, was wir leben.

F: Ihr findet die Art der Sprache wichtig, in der ihr euch austauscht, oder?

S: Das Problem ist, dass, wenn ich sage »Johanna ist meine Freundin«, dann alle Leute denken, sie wüssten, wie unsere Beziehung aussehen würde. Dabei klappt das ja nie, denn jede Beziehung ist einzigartig.

J: Die althergebrachten Begriffe sind einfach sehr unscharf, und daher finde ich es fast unangenehm, diese zu verwenden. Nicht, weil ich mich dafür schämen würde oder nicht zu Simon stehen will, sondern weil sie eben so ungenau sind und auf ein Modell verweisen, in dem wir uns nicht sehen.

F: Was passiert, wenn sich jemand von euch in jemanden verliebt? *(Simon will fragen, was* verlieben *bedeutet, Johanna hält ihn aber zurück, weil das sonst zu komplex wird)*

J: Es kann passieren, dass wir jemanden kennenlernen und es dann in diesem Moment spannender sein kann, sich mit der neuen Person zu treffen und mit dieser Zeit zu verbringen. Trotzdem stellt das unsere Beziehung nicht infrage. Wenn ich davon erzähle, habe ich aber doch ein schlechtes Gewissen, weil ich einfach so sozialisiert wurde. Da wir aber die Absprache haben, offen über alles zu reden, tue ich das dann trotzdem. Es steckt aber auch ein langer Lernprozess dahinter. Und die Erfahrung, dass es weiter funktioniert, auch wenn man sich mal in jemand anderen verliebt, gibt natürlich auch viel Sicherheit.

S: Da man bei einer offenen Beziehung kein Vorbild hat, muss man das ja auch wirklich erst mal selbst herausfinden. Es ist ein bisschen so, als ob man sich durch einen Urwald schlägt – es gibt da noch keine schön ausgetretenen Pfade.

J: Zurück zur Frage: Wenn es passiert, dann passiert es, und wir gestehen uns das natürlich auch ein. Wir geben dann aufeinander acht, und wenn die neuen Leute vertrauenswürdig sind, können wir uns auch jeweils darüber freuen, wenn sich jemand von uns verliebt. Es darf also explizit passieren, und wir reden dann darüber. Dadurch können wir in sehr engem Kontakt zu unseren jeweiligen Bedürfnissen leben und auch flexibel bleiben.

S: Ich finde, dass wir das mittlerweile echt gut hinbekommen, uns wirklich zu freuen, wenn dadurch das Leben des anderen bereichert wird. Früher war ich echt eifersüchtig, aber mittlerweile geht das gut.

J: So schön das alles auch klingt, unsere schlimmste Krise hatten wir, als Simon sich in eine andere Frau verliebt hat, und damals waren diese Punkte natürlich noch nicht so klar. Danach aber dann relativ schnell schon.

F: Könntet ihr euch auch vorstellen, eure Beziehung um weitere Partner zu erweitern, entweder als Dreiecksbeziehung oder einer von euch mit einem weiteren Partner, so wie es bei polyamoren Beziehungen üblich ist?

S: Na ja, in dem Moment, in dem ich mich in jemand anderen verliebe, führe ich ja schon eine Beziehung mit dieser Person, und ab da wäre es eigentlich schon polyamor.

J: Aktuell treffe ich einen anderen, und diese Person stört sich an dem Ganzen mit der offenen Beziehung eher. Insofern kommt es in diesem Fall gar nicht in Betracht, eine zusätzliche Beziehung zu führen.

S: Ich finde das schon interessant, mit Haupt- und Nebenbeziehung und so, da gibt es ja viele, die das so machen. Aber in Wirklichkeit ist das ja auch wieder nur eine Erweiterung von klassischem Beziehungsdenken. Ich möchte mich ja eher davon lösen. Ich finde die Frage spannend, ob man sich aus diesen Denkmustern wirklich lösen kann oder ob die letztlich doch zu menschlich sind.

J: Ich stoße beim Nachdenken wieder auf die unpassenden Begriffe. Aber wenn wir jetzt zum Beispiel auf Familienfeiern gehen, dann würde ich da tatsächlich wohl nur Simon mitnehmen. Konkrete Pläne mit anderen gibt es aber aktuell nicht; wenn es relevant wird, handeln wir das aus wie alle anderen Fragen bislang. Damit sind wir immer ziemlich erfolgreich gefahren, warum sollte das also nicht auch bei dieser Frage funktionieren?

F: Danke euch für das aufschlussreiche Gespräch, ihr beiden!

Reflexion: Alte Pfade verlassen

Johanna und Simon reflektieren sehr viel über die Art ihrer Beziehung und haben dementsprechend einerseits sehr klare Vorstellungen über den aktuellen Stand, lassen sich andererseits aber auch Perspektiven offen, die sich für die beiden aktuell noch nicht einordnen lassen. Auch Beziehungslabels, Denkmuster und soziale Normen werden von den beiden kritisch hinterfragt – immer mit dem Ziel, letztlich kein »vorgefertigtes« Modell leben zu müssen, sondern sich stärker an den eigenen Bedürfnissen orientieren zu können.

Darüber hinaus gehen die beiden auch mit fordernden Situationen souverän um, etwa, wenn doch mal Gefühle für andere Personen auftauchen oder eine dieser Personen überdurchschnittlich viel Zeit in Anspruch nimmt. Der Schlüssel der beiden, mit dem sie diese Herausforderungen bewältigen, liegt vermutlich ebenfalls in der Möglichkeit, sehr offen miteinander zu reden und auch schwierige Fragen zu thematisieren. Ein wichtiger Punkt in diesem Bereich wäre die Idee der Mitfreude, die einst Nietzsche formulierte und die heutzutage in polyamoren Zusammenhängen gerne diskutiert wird.

Wollte man Simon und Johanna auf unserer Skala einordnen, dann würden die beiden sich ungefähr in diesem Bereich bewegen:

1. Dauerhafte Monogamie
2. Serielle Monogamie
3. Monogamie mit heimlichen Seitensprüngen
4. Affäre
5. Sexuelle Freundschaft
6. **Offene Beziehung**
7. **Polyamorie mit Haupt- und Nebenpartnern**
8. Beziehungsanarchistische Polyamorie

Simon und Johanna sehen ihre Partnerschaft als offene Beziehung, möchten im Zweifelsfall aber auch neuen Bekanntschaften eine Chance geben.

Im Gespräch mit Jörg: Die polyamore Beziehung

Frage: Jörg, was verstehst du für dich unter einer offenen Beziehung?

Jörg: Eine offene Beziehung sehe ich als eine hierarchische Primärbeziehung, die sich für Affären oder Bekanntschaften öffnet.

F: Für dich benutzt du diesen Begriff aber nicht?

J: Ich würde für mich eher den Begriff *polyamore Beziehung* nutzen. Ich lebe seit zehn Jahren in einer Beziehung mit zwei Partnerinnen. Mit Maria bin ich seit gut 20 Jahren zusammen, mit Silke seit elf. Zeitlich haben wir das so geregelt, dass ich vier Tage bei der Maria bin und drei Tage bei Silke. Dafür haben wir den schönen Begriff *Teilzeitwechsel* gefunden, der beschreibt es ganz gut.

F: Das klingt spannend. Seid ihr verheiratet?

J: Nein, aber beide Beziehungen sind schon eheähnlich. Alles, was bei einer Ehe auch dazugehört, wie etwa ein gemeinsamer Wohnsitz und Kinder, ist auch hier dabei. Ich war auch mal verheiratet, und insofern ist das aktuell für mich sehr vergleichbar.

F: Wie genau sieht das mit den Wohnsitzen aus?

H: Ich habe eine eigene Wohnung, wo ich zwar eher selten bin, die ich aber als Rückzugsort nutzen kann. Maria und Silke haben auch je eine, da Maria mit den Kindern ja auch etwas Platz braucht. Die meiste Zeit verbringe ich bei den Frauen.

F: Wir haben es schon kurz angesprochen, aber was genau verstehst du unter dem Begriff *polyamore Beziehung*? Vermutlich steckt da ja noch einiges mehr dahinter …

J: Für mich bedeutet das, mehrere Lieben zu leben, das beziehe ich explizit auch auf Partnerschaft inklusive Kindererziehung, gegenseitige Versorgung, Gartenarbeit und Hausarbeit. Auch gemeinsame Pläne für das Altern gehören dazu. Für viele, die gerne polyamor leben wollen, aber noch die passenden Partner suchen, wäre es ja schon toll, eine Freundschaft oder sexuelle

Beziehung mit jemandem führen zu können, der die Vorstellungen über Beziehungen teilt. Insofern haben wir Glück, dass wir uns gefunden haben und dass daraus mittlerweile schon eine gewachsene Partnerschaft entstanden ist. Bei uns gibt es sehr viel Vertrautheit, und gemeinsame Projekte und Aktionen spielen eine große Rolle.

F: Punkte wie Kindererziehung und Pläne für das Altern, von denen du ja sprichst, höre ich häufig als Gegenargumente gegen offene und polyamore Beziehungen – wie siehst du das?

J: Eigentlich wird ja mit mehr Partnern auch vieles einfacher. Man hat zum Beispiel mehrere Bezugspersonen für die Kinder. Ich war mal lange krank, da war das schon eine Erleichterung, als meine andere Partnerin und deren Partner einspringen konnten und sich um die Kinder gekümmert haben. Den Haushalt zu erledigen und die Kinder weiterzuversorgen, das hat da super geklappt. Damit man diesen Vorteil hat, ist aber natürlich immer vorausgesetzt, dass die Partner sich auch verstehen und zusammenarbeiten. Ansonsten sehe ich da auch für die Kinder eine Bereicherung, die jüngsten Kinder sind auch komplett damit groß geworden. Mein Sohn versteht sich zum Beispiel super mit dem Partner meiner Freundin, und die haben schon viele tolle technische Sachen gebastelt. Ich bin, was das angeht, einfach nicht so fähig, aber freue mich, wenn mein Sohn so trotzdem die Chance hat, sich damit zu beschäftigen. Anderes Beispiel: Meine Freundin konnte meiner Tochter in der Pubertät viel Halt geben und ihr berufliche Perspektiven aufzeigen, als diese die Schule geschmissen hat. Insgesamt gibt es einfach mehr Möglichkeiten, den Kindern etwas zu bieten. Was ich nicht leisten kann oder will, weil es vielleicht nicht meinen Neigungen oder Interessen entspricht, das kann dann jemand anderes übernehmen. Die Kleinfamilie neigt da aus meiner Sicht auch zur Überlastung, weil sich da lediglich zwei Elternteile um ganz schön viele Dinge kümmern müssen.

F: Du sprachst von zwei Partnerinnen und hast auf deren Seite auch Partner angedeutet. Wie genau sieht euer Beziehungsgeflecht aus?

J: Ich habe mit meiner ersten Frau Kathrin vier Kinder und mit meiner Freundin Maria zwei, also insgesamt sechs. Kathrin hat mit ihrem anderen Partner, der bereits zwei Kinder in die Beziehung mit eingebracht hat, dann auch noch ein Kind bekommen. Insgesamt sind also neun Kinder beteiligt, und wir wohnen relativ nah zusammen. Meine erste Partnerin habe ich kennengelernt, als sich meine Frau (Kathrin) damals von mir getrennt hat. Da wir uns aber immer noch gut verstanden haben (und uns auch immer noch gut verstehen), bin ich ihr hinterhergezogen und habe dann aus dem Umkreis ihres neuen Mannes Maria kennengelernt. Später kam dann noch Silke dazu, die ich durch polyamore Netzwerktreffen kennengelernt habe und die sehr neugierig war. Ach ja, und Maria hat noch eine Fernbeziehung in eine weiter entfernte Stadt, ihr Freund kommt jeden Monat etwa für eine Woche vorbei und mit ihm verstehen wir uns auch alle gut. Silke war auch mal verheiratet, ihr »Altgatte« (so nennt sie ihn, weil sie den Begriff Ex-Mann doof findet) ist allerdings weggezogen, will aber vermutlich wieder herziehen, also sind wir auch hier noch freundschaftlich verbunden.

F: Sind die Partner in der Beziehung alle gleichberechtigt, oder gibt es eine Art Hierarchie, wie es bei manchen Formen der Polyamorie ja auch üblich ist?

J: Es ist nicht alles gleich, aber alles gleichberechtigt. Es gibt keine Haupt- oder Nebenpartner, das würde ich nicht so sagen. Auch wenn die zeitliche Aufteilung nicht exakt gleich ist, was auch an den Kindern liegt, sind damit schon alle zufrieden. Strukturell ist aber schon alles gleichberechtigt, ich würde da keine Prioritäten setzen.

F: Man könnte überlegen, dass eine polyamore Beziehung eine Art Erweiterung einer offenen Beziehung sei – wie siehst du das?

J: Ich würde die Begriffe gerne etwas offener lassen, damit sich jeder in seine eigene Beziehungsform reindenken kann. Am wichtigsten finde ich, dass bei einer polyamoren Beziehung eine ethische Haltung dahintersteht. Mit Liebe kann offen umgegangen werden, und man kann sehr ehrlich sein. Dadurch kann Liebe eine sehr große Rolle spielen. Bei dem Begriff *offene Beziehung* habe ich halt eher die Assoziation, dass sich eine Primärbeziehung für Sekundärbeziehungen öffnet. Für mich selbst ist die Hierarchie daran nicht so erstrebenswert, und bei mir funktionieren Beziehungen nur gleichberechtigt. Ich kann auch neben meinen beiden Beziehungen keine weiteren Beziehungen führen. Höchstens eine Art Freundschaft plus wäre theoretisch denkbar, aber viele Ressourcen wären dafür nicht übrig. Ich finde, man sollte sich überlegen, wofür Geld, Zeit und Energie reichen, bevor man eine weitere Beziehung eingeht. Liebe ist reichlich vorhanden, aber die anderen Ressourcen sind halt begrenzt. Man möchte ja für jeden Partner ausreichend Zeit haben. Und ja, Geld ist auch nicht ganz unwichtig, denn gemeinsame Unternehmungen mögen wir alle, und die kosten bisweilen nun mal etwas.

F: Danke dir für das aufschlussreiche Gespräch, lieber Jörg!

Reflexion: Neue Wege gehen

Jörg geht seit Jahrzehnten einen Weg, der für ihn und die anderen am Beziehungsgeflecht Beteiligten sehr gut funktioniert – obwohl er teilweise in großem Widerstand zu den üblichen Beziehungsmodellen steht. Auch wenn es sicher viele andere Möglichkeiten gibt, die Beziehung nach eigenen Vorstellungen zu gestalten: Jörgs Weg ist eine Option, die hervorragend funktionieren kann. Gleichzeitig konfrontieren uns seine Schilderungen mit unseren hergebrachten Vorstellungen von Liebe, Familie und Freundschaft. Der eine oder die andere mag hier innerlich zusammenzucken, wenn geschildert wird, wie viele Bezugspersonen die Kinder haben und wie die Zusammensetzung letztlich einer Patchworkfamilie gleicht. Wobei uns auch da auffallen kann, wie gut manche solcher unkonventionellen Familienkonstruktionen in der Praxis tatsächlich funktionieren. Gleichzeitig lenkt uns das Gespräch mit Jörg darauf, was in konventionellen Beziehungen – zumindest wenn es an Reflexion, Kommunikation und Mut mangelt – alles schieflaufen kann.

Wer kennt etwa nicht die jungen Eltern, die monatelang dunkle Augenränder haben, finanziell immer kurz über dem Abgrund stehen und deren Liebe über der Familiengründung fast erstickt wird. Das Modell der Kleinfamilie ist in der Tat problematisch, denn die soziale Isolation, die damit häufig einhergeht (und die sich aufgrund von Zeitknappheit auch oft nur schwer bekämpfen lässt), führt zu enormen Belastungen für das Paar. Wenn Eltern bzw. Großeltern oder alternativ ein offener und fürsorglicher Freundeskreis da nicht einspringen, dann haben wir einen möglichen Grund für die hohe Zahl an Alleinerziehenden – in deren Situation die Belastung natürlich nicht sinkt. So oder so: Nicht jeder mag polyamor leben (wollen), aber jeder kann etwas von diesem unkonventionellen Modell lernen.

Wollte man Jörg auf unserer Skala einordnen, dann würden er und seine Partnerinnen (und deren Partner wiederum) sich ungefähr in diesem Bereich bewegen:

1. Dauerhafte Monogamie
2. Serielle Monogamie
3. Monogamie mit heimlichen Seitensprüngen
4. Affäre
5. Sexuelle Freundschaft
6. Offene Beziehung
7. **Polyamorie mit Haupt- und Nebenpartnern**
8. **Beziehungsanarchistische Polyamorie**

Jörg bezeichnet seine Beziehung(en) als polyamore stabile beziehungsanarchische Patchwork-Familie.

Im Gespräch mit Marina: Weg von den Labels

Frage: Marina, was verstehst du unter einer offenen Beziehung?

Marina: Eine offene Beziehung bedeutet für mich, dass ich zwar eine Person habe, die ich als meinen festen Partner ansehe, aber gleichzeitig auch unbegrenzte Freiheiten habe, alles mit anderen zu tun. Das beinhaltet für mich auch mehr als das Körperliche. Also dass ich auch eine Beziehung zu anderen aufbauen kann, weil ich denke, dass über Sex auch immer eine Beziehung entsteht.

F: Unterscheidest du zwischen der Idee einer offenen Beziehung und Polyamorie?

M: Das sind für mich alles Versuche, da etwas mit Begriffen zu unterscheiden – aber letztlich ist das für mich alles das Gleiche. Ich kann mir einfach nicht vorstellen, dass jemand Sex mit einer anderen Person hat, mit der er sich nicht schon auf einer platonischen Ebene beschäftigt hat. In der Regel gehst du ja nicht zu jemandem hin und fragst etwas wie »Lust auf Sex?«, ohne dass du dich mehr mit der Person beschäftigt hast.

F: Das klingt so, als ob Liebe und Sex für dich sehr eng zusammengehören?

M: Ja, auf jeden Fall. Mindestens so etwas wie Zuneigung. Liebe ist ja schon ein starkes Wort. Aber für mich beinhaltet beispielsweise Anziehungskraft auch schon Zuneigung, da man sich da zu irgendwas geneigt fühlt. Der andere löst ja auch positive Gefühle in einem aus. Ich verliebe mich auch sehr schnell, und ich möchte niemals was mit einer anderen Person haben, in die ich nicht mindestens ein bisschen verliebt bin. Vermutlich bin ich damit auch nicht ganz alleine (schmunzelt).

F: Dein Partner in einer offenen Beziehung wäre also nicht nur ein Sexpartner, es wäre schon eine »richtige« Beziehung?

M: Meinst du jetzt den Hauptpartner oder andere Partner?

F: Fangen wir doch mal mit dem Hauptpartner an.

M: Da ist es für mich selbstverständlich, dass man auf allen erdenklichen Ebenen miteinander verbunden ist, sonst wäre es nicht mein Partner.

F: Und die anderen Partner?

M: Wenn das nicht nur ein One-Night-Stand ist, sondern sich über einen längeren Zeitraum erstreckt, ist das auch *mehr*. Mehr zum Beispiel als eine Freundschaft.

F: Stoßen wir hier mit unseren gängigen Bezeichnungen an eine Grenze?

M: Absolut. Die Frage ist ja dann auch: Was unterscheidet die anderen Partner vom Hauptpartner?

F: Das wäre jetzt die nächste Frage gewesen (lacht).

M: Mit denen verbringt man im Idealfall weniger Zeit, hat weniger gemeinsam und weniger ähnliche Ansichten, wohnt nicht mit diesen zusammen und nimmt diese auch nicht mit auf Familienveranstaltungen. Sonst könnte man ja auch den einen gegen den anderen austauschen.

F: Das klingt auf jeden Fall gut strukturiert. Aber diese Partner sollte es als »Ergänzung« zum Hauptpartner schon geben?

M: Nein, das hat für mich eigentlich nichts mit der eigenen Beziehung zu tun. Das lenkt vor allem davon ab. Ich dachte eine Zeit lang, dass andere Partner eine schöne Ergänzung sein könnten, aber ein voller Alltag lässt das nicht zu, ohne dass die eigene Beziehung darunter leidet. Denn Zeit mit anderen bedeutet ja auch gleichzeitig (zu) wenig Zeit für den Partner.

F: Du findest es also schwierig, die Idee einer offenen Beziehung im Alltag so zu leben, dass alle auch zeitlich zu ihrem Recht kommen?

M: Absolut. Man kommt auch selbst dabei zu kurz, weil man die Beziehung zu sich selbst dann nicht so gut pflegen kann. Das ist mir auch wichtig, aber wenn zu wenig Zeit da ist, dann kann ich weder mir noch dem Partner gerecht werden. Und ich möchte nicht, dass sich da jemand als Sexobjekt fühlt. Man kann natürlich auch reine Sexaffären haben, aber das wäre jetzt nichts, was mich weiterbringen würde.

F: Also wäre die optimale Lösung für dich letztlich einfach die »klassische« Beziehung mit einem Partner?

M: Ja, mit der Erweiterung, dass so etwas wie ein Seitensprung kein Trennungsgrund wäre. Ich denke nicht, dass man sein Leben lang körperlich treu sein kann. Das setzt für mich aber trotzdem stärker den Fokus auf eine Person. Auch langfristig scheint mir das praktikabler zu sein. Es lohnt sich schon, mal eine offene Beziehung auszuprobieren, aber auf Dauer ist das im Alltag nur sehr schlecht umsetzbar.

F: Welche Rolle spielt die Zukunft da für dich, vor allem in Richtung Familienplanung?

M: Ein offenes Beziehungsmodell wäre für mich undenkbar, wenn ich mit jemandem eine Familie gründen möchte. Allein schon aus Zeitgründen. Die Familie hätte bei mir immer Priorität, und dann würden die anderen Partner ja wieder zu kurz kommen, und ich würde wahrscheinlich ständig irgendwas absagen. Wenn man unbedingt eine offene Beziehung führen möchte, sollte man sich das mit der Familienplanung gut überlegen. Ich würde mir das nicht zutrauen, da ich zu viel Respekt vor dem extremen Organisationsaufwand hätte, den es erfordert, die Kernfamilie und weitere Partner unter einen Hut zu bekommen.

F: Oder sich einen sehr entspannten Job suchen? *(grinst)*

M: Das wäre vielleicht eine Möglichkeit. Aber das würde mir nicht reichen, und ich denke, dass das auch für Kinder ein zu unstabiles System wäre, in dem sie da aufwachsen, da sich da ständig was ändert. Für Kinder ist es nicht schön, wenn Menschen, die schon zur Familie gehören, ständig kommen und gehen. Da kann ich aus Erfahrung sprechen.

F: Danke dir für das aufschlussreiche Gespräch!

Reflexion: Entspannt und außer Konkurrenz

Marina sieht das Thema *offene Beziehung* mit pragmatischen Augen. Denn wer einen vollen Alltag hat und sich gleichzeitig persönlichen und beruflichen Zielen widmen möchte, kommt um klare Prioritäten nicht herum. Wenn dann sexuelle Kontakte mit anderen auf dieser Prioritätenliste zu weit unten stehen, dann macht es natürlich Sinn, diese zugunsten von höher bewerteten Punkten zu streichen. Zumindest, solange die Beteiligten damit zufrieden sind.

Um nicht in eine Falle der Art zu laufen, dass das Bedürfnis nach Sex mit anderen auf der Prioritätenliste zu einem späteren Zeitpunkt wieder nach oben rutscht, hat Marina für sich beschlossen, dass Seitensprünge kein Anlass für Beziehungsdramen sein sollten. Und damit geht sie – ähnlich wie Ben allerdings zu einer anderen Frage – sehr aktiv mit ihren Gefühlen um. Auch ihre Bedenken zur Vereinbarkeit von offener Beziehung mit Familienplanung spricht sie offen an. Und greift damit sicher eine Sorge vieler Interessierter auf. Die sich aber natürlich leicht beruhigen lässt. Denn wer das Experiment einmal wagt, verpflichtet sich natürlich nicht darauf, das sein Leben lang durchzuhalten. Prioritäten verschieben sich, und das Gleiche gilt für Gefühle und Bedürfnisse.

Die Vorstellungen von Marinas Beziehungsmodell können wir daher an dieser Stelle auch nicht einordnen. Das hat den einfachen Grund, dass sie sich explizit den Kategorien entzieht, die ich hier zu demonstrativen Zwecken aufgestellt habe. Das zeigt noch mal auf eine nachvollziehbare Art die Grenzen von Kategorisierungen und Labels. Auch wenn diese bis hierhin möglicherweise dem einen oder anderen Leser zum Verständnis gedient haben: Von mir aus können wir uns jetzt gerne davon verabschieden und etwas tiefer in die Materie einsteigen. Lass uns doch mit ein paar Überlegungen zum Thema Liebe beginnen!

Möglicherweise das Wichtigste: Die Liebe

»Karla, was hältst du von der Idee, wenn wir uns mal einen Abend für uns beide nehmen? Wir können den von mir aus auch gerne nur im Bett verbringen!« Björn lächelt verschmitzt. »Hm, ich weiß nicht. Ich finde auch, dass wir uns mal wieder etwas mehr Zeit zusammen nehmen sollten. Aber wollen wir nicht lieber was unternehmen? Ich habe Lust auf was Aktives! Und dabei können wir auch gleich noch mal in Ruhe über unsere Pläne sprechen, du weißt schon, ein gemeinsamer Hund und so. Was meinst du?« Björn denkt kurz nach und ist in diesen Gedanken etwas enttäuscht, da die Anschaffung eines Hundes dann irgendwie doch deutlich weniger sexy klingt als … nun ja, als die gemeinsame Zeit im Bett. Aber hinter den ominösen Aktivitäten, die Karla vorgeschlagen hat, könnte sich ja doch noch was Spannendes verbergen. Er fragt erst mal vorsichtig nach. »Woran dachtest du genau?«

»Also ich hätte ja riesige Lust, noch mal mit dir klettern zu gehen!« Karla schaut Björn erwartungsvoll an, löst aber mit ihrem Vorschlag offenbar nicht die erhoffte Begeisterung aus. »Schatz, du weißt, dass das echt nicht so meins ist. Da kannst du mich noch zehn Mal fragen!« – »Du hast das doch gerade erst einmal ausprobiert«, erwidert Karla in leicht vorwurfsvollem Ton.« – »Ja, aber ich habe genug Sportarten, die ich lieber mag. Wir müssen ja nicht zwanghaft alles gemeinsam machen, oder?«

Karla ist gerade etwas frustriert, versucht den Frust aber zurückzuhalten. »Alles nicht, aber ich finde, ein gemeinsames Hobby könnte nicht schaden. Dann würden wir auch mehr Zeit miteinander verbringen.« – »Aber muss es denn immer gleich was so Konkretes sein? Ich gehe auch gerne mal mit dir was trinken oder unterhalte mich mit dir. Das ist doch auch gemeinsame Zeit, oder?«

Nicht nur Beziehungen haben viele Dimensionen, auch *Liebe* ist ein recht unscharfer Begriff für ein Gefühl, da sie sich auf ziemlich viele Ob- und Subjekte erstrecken und gleichzeitig sehr viele verschiedene Formen annehmen kann. Manche lieben so etwa ihr Auto und meinen damit etwas ganz anderes, als wenn wieder andere vielleicht davon sprechen, ihre Freunde zu lieben. Den Freunden wiederum wird meistens eine andere Art von Liebe entgegengebracht, als das beim eigenen Partner der Fall ist. Aber zurück zum Thema: Kaum jemand wird bestreiten wollen, dass Liebe nicht gleich Liebe ist, und gleichzeitig wollen wir jedem gerne das Recht zugestehen, auf die ihm oder ihr ganz eigene Art lieben zu dürfen. Wer nun den Begriff *offene Beziehung* hört, denkt direkt an *Sex mit anderen.* Das ist kein Wunder, schließlich klingt *Sex* auch automatisch nach *spannend.* Trotzdem ist die Liebe zwischen den Partnern auch bei diesem Konzept essenziell für das Fortbestehen der eigentlichen Partnerschaft. Denn wenn es vor allem um personell abwechslungsreichen Sex ginge, könnte man sich natürlich auch einfach als Single um ein dementsprechend befriedigendes Sexleben kümmern. Um nun in einer offenen Beziehung im Spannungsfeld aus emotionalen und körperlichen Betätigungen eine Balance zu finden, hilft ein Blick auf das ausgesprochen verständliche Modell des Paarberaters Michael Mary, der unter anderem in seinem Buch *Die Beziehungstrickkiste* drei verschiedene Arten der Liebe unterscheidet:[1]

1. die partnerschaftliche Liebe,
2. die freundschaftliche und die
3. emotional-leidenschaftliche Liebe

Grundsätzlich spielen laut Mary alle drei Formen der Liebe in den meisten Beziehungen eine Rolle, lediglich die Verteilungen der drei Aspekte unterscheiden sich dann je nach Partnerschaft. In einer offenen Beziehung scheint es nun auf den ersten Blick nicht ganz ungerechtfertigt, dass vor allem der Aspekt der emotional-leidenschaftlichen Liebe viel Raum bekommt. Denn körperlich-leidenschaftliche Themen wie Sex, Lust, Erregung und Kuscheln werden naturgemäß intensiv behandelt. Das kann sich auf beziehungs*in-*

terne Aspekte beziehen, allerdings werden in gut funktionierenden offenen Beziehungen auch immer wieder sexuelle Erlebnisse mit anderen aktiv zum Teil des eigenen Erfahrungsschatzes gemacht, indem etwa darüber gesprochen wird. Ob die Stellung, die vor Kurzem mit der neuen Flamme ausprobiert wurde, nun auch im heimischen Bett zum Einsatz kommt oder ob eine sonstige neue Vorliebe entdeckt wurde – das Potenzial, hier die eigene Beziehung zu bereichern, ist sicher enorm. Vorausgesetzt, die Kommunikation ist für die Beteiligten halbwegs eifersuchtsfrei möglich. Insgesamt spielen sich alle diese Fragen aber schwerpunktmäßig im Bereich der emotional-leidenschaftlichen Liebe ab.

Somit macht es in offenen Beziehungen Sinn, auch die anderen beiden Bereiche sehr bewusst auf dem Schirm zu haben. Hier kommt häufig auch wieder das Zeit- und Energiethema auf, denn wenn Oli jede Woche vier Dates und fünf Verabredungen mit dem Partner haben möchte und gleichzeitig beruflich und hobbymäßig Vollgas gibt, hängt er plötzlich schneller auf der Couch, als er *Burn-out* sagen kann. Für gemeinsame (nicht-sexuelle) Aktivitäten mit dem Partner, für Familienplanung und für gegenseitige Unterstützung bleibt dann vielleicht keine Zeit mehr. Dabei sind auch das Elemente, ohne die eine glückliche Beziehung selten auskommt. Und es spielt eigentlich auch keine Rolle, ob die Partnerschaft nun offen oder nicht offen ist.

Insofern kann es hilfreich sein, von Zeit zu Zeit ganz bewusst einen Blick auf die Bereiche der partnerschaftlichen und der freundschaftlichen Liebe zu werfen, um sie dann bewusst zum Teil der Beziehung zu machen – oder um sie bewusst einzuschränken, wie das bei einer offenen Beziehung der Fall ist, die eher in die Richtung einer Affäre geht. Folgende Fragen könnten etwa direkt im Gespräch thematisiert werden:

- Wie steht es um die Zukunftsplanung? Steht eine Familiengründung an? Soll man zusammenziehen, einen Hund anschaffen oder heiraten?

- Wie unterstützen sich die Partner gegenseitig? Gibt es Möglichkeiten, dem anderen sein Herz auszuschütten und auch von bedrückenden Sachen zu erzählen? Bekommen auch spaßige gemeinsame Erlebnisse ihren Raum in der Beziehung? Gibt es gleiche Interessen und Hobbys?

Wenn eine offene Beziehung im Sinne einer klassischen Beziehung mit sexueller Freiheit geführt werden soll, können diese Fragen sehr wichtig sein. Ist die offene Beziehung eher als Affäre ohne allzu großen partnerschaftlichen Anteil ausgelegt, helfen diese Themen auch dabei, sicherzustellen, dass beide Partner das ähnlich sehen. Denn wenn Oli plötzlich anfängt, von Hund, Kind und Haus zu erzählen, während Nina die nächste Sexparty plant, dann sind Konflikte natürlich vorprogrammiert.

Auch nicht unwichtig, aber oft ein Krisenherd: Sex

Karla hat es aufgegeben, Björn von den Vorteilen des Klettersports zu überzeugen, und die beiden haben sich letztlich doch für den gemeinsamen Abend im Bett entschieden. Was so vielversprechend klang, hatte letztlich aber doch nicht den gewünschten Effekt, was sich vor allem an einem miesepetrigen Björn zeigt, der mal wieder mit seinen gelegentlichen Potenzproblemen hadert. »Ich hasse es, wenn das passiert. Jetzt haben wir uns schon extra verabredet, und dann spielt mein Körper nicht mit.«

»Ach Mensch, das ist doch kein Drama«, versucht Karla, ihn aufzumuntern, denn tatsächlich ist es für sie weit weniger tragisch, wenn Björn mal Erektionsschwierigkeiten hat, als es das für Björn ist. »Ja, das sicher nicht, aber ich fühle mich dann schon ziemlich unbrauchbar. Keine Lust auf Klettern, und im Bett bringe ich es auch nicht. Eigentlich kann man mit mir nicht wirklich was anfangen.« Björn sieht nun wirklich nicht glücklich aus, und Karla wirkt auch etwas ratlos.

»Bei mir klappt das doch auch nicht immer«, sagt Karla und versucht, auch ein paar eigene Unzulänglichkeiten anzusprechen, damit Björn sich besser fühlt. »Erinnerst du dich noch an vorletztes Mal? Erst hatte ich unglaubliche Lust, und dann war meine Stimmung plötzlich total im Keller. Das passiert halt einfach ab und zu mal, und beim Sex geht es doch nicht um Leistung!«, führt sie aus und gesteht sich gleichzeitig insgeheim ein, dass der Leistungsgedanke für Björn mindestens unbewusst schon eine recht große Rolle spielt. Trotzdem scheint der sich gerade etwas zu fangen. »Eigentlich habe ich keine Lust, mich darüber aufzuregen. Lass uns noch ein bisschen kuscheln und danach was kochen oder so, ich habe Hunger.«

Perspektiven auf Sexualität sind sehr unterschiedlich. Für den einen ist Sex eine Art *Super-Schokolade*, die unglaublich lecker schmeckt, schlank macht und dabei noch gesund ist. Für andere ist es jedes Mal wie ein Griff auf die heiße Herdplatte, an der man sich dann kräftig die Finger verbrennt. Die meisten Menschen kennen, wenn sie ein gewisses Alter erreicht oder einen gewissen Erfahrungsschatz angesammelt haben, beide Perspektiven. Denn die wenigsten haben mit Sexualität ausschließlich gute oder ausschließlich negative Erfahrungen gemacht. Aber wenn nun zwei Personen aufeinandertreffen, die Sex jeweils eher mit den entgegengesetzten Perspektiven von Schokolade und Herdplatte verbinden, dann herrscht schnell Unverständnis, und es fallen Sätze wie »die schnappt sich auch alles, was nicht bei drei auf den Bäumen ist« oder »wie kann man denn nur so prüde sein?«.

Es hilft dann, sich die Bilder von leckerer Schokolade und schmerzhafter Herdplatte noch einmal vor Augen zu rufen und zu akzeptieren, dass unterschiedliche Menschen mit ein und derselben Sache verschiedene Erfahrungen gemacht haben. Denn das begünstigt in hohem Maß Toleranz – eine nicht unwichtige Grundvoraussetzung für ein erfüllendes sexuelles Erlebnis zweier Menschen. Vor allem in offenen Beziehungen, in denen die Partner auch sexuelle Kontakte zu anderen haben, ist das ganz entscheidend. Und noch wichtiger ist ein toleranter Umgang mit der Sexualität des Partners, wenn solche Erlebnisse außerhalb der Beziehung in offenen Gesprächen thematisiert werden. Es sind hier mehrere Konstellationen vorstellbar, die häufig Konflikte mit sich bringen, von denen ich exemplarisch drei aufgreife (und Lösungen vorschlage):

1. Ein Partner hat mehr Sex als der andere. Das sorgt einerseits schnell für ein Ungerechtigkeitsgefühl (»du nutzt die offene Beziehung viel mehr als ich«), andererseits fühlt sich der Partner mit geringerer sexueller Aktivität auch schnell ungeliebt und austauschbar (»muss es denn wirklich *so* häufig sein?«)
2. Ein Partner treibt es mit anderen wild, der andere sucht eher Kuschelsex. Auf den ersten Blick eine tolle Möglichkeit für jedes Individuum, die eigenen Bedürfnisse auszuleben, die man mit dem Partner nicht teilt. Wenn es zu weit auseinandergeht, kann das die Partner auch entfremden, etwa wenn sich einer der Partner von bestimmten Praktiken des anderen Partners abgestoßen fühlt (»*das* findest du wirklich gut?«)
3. Die Sexpartner entsprechen in manchen Fällen so gar nicht dem Typ des Partners. Zwei Situationen sind denkbar: Wenn ich groß bin und lange Haare habe, dann frage ich mich eventuell, ob mein Partner auf mich steht, wenn er sich ansonsten nur mit eher kleinen Menschen trifft, die immer kurze Haare haben. Und: Wenn ich selbst eigentlich auch lieber große Menschen mit langen Haaren mag, dann zweifle ich zusätzlich noch am guten Geschmack meines Partners.

An solchen häufig auftauchenden Problemen wird deutlich, ab welchem Punkt Verabredungen à la *don't ask don't tell* ihre Grenzen haben. Denn wenn sich Missverständnisse dieser Art über längere Zeit im Untergrund aufbauschen, dann brechen sie bisweilen gerne explosiv hervor. Klärende Gespräche helfen hier und können, den obigen Beispielen entsprechend, etwa folgendermaßen ablaufen:

1. In einem Gespräch über die Häufigkeit sexueller Außenkontakte können die Partner beispielsweise erkennen, dass die Bedürfnisse jeweils verschieden sind. Wenn *sie* es zweimal täglich braucht, um befriedigt zu sein, *er* hingegen schon mit einmal wöchentlich zufrieden ist, dann kann es ungemein entspannen, festzustellen, dass unterschiedliche Bedürfnisse nicht per se ein Problem sein müssen. Oder es kann ein angemessener Ausgleich vereinbart werden: »Für jedes Treffen mit einem anderen lädst du mich zum Essen ein!« Wenn beide das Gefühl haben, von einem Außenkontakt zu profitieren, kann das schon viele Konflikte verhindern, bevor diese entstehen.
2. Auch in Unterhaltungen zu sexuellen Praktiken und Vorlieben steckt viel Potenzial, etwa, wenn es um das Verlassen der eigenen Komfortzone geht. Wenn wir eine neue Seite an unserem Partner entdecken, kann uns das im ersten Moment zwar erschrecken und vielleicht sogar abstoßen, aber es kann danach auch die vorhandene Intimität vertiefen. Auch hier kann noch mal der Gedanke ins Spiel kommen, dass die Schnittmenge der Sexvorlieben nicht bei beiden Partnern exakt gleich sein muss – ja, dass das sogar ein recht großer Zufall wäre.
3. Wird explizit das Thema *Partnerwahl* behandelt, dann drehen sich Gespräche meist schnell um Verlustängste und Selbstzweifel. Denn genau das steckt oft hinter Aussagen wie »der Typ passt nicht zu dir« oder »deine neue Eroberung sieht ja ganz anders aus als ich«. Hier hat der Partner mit dem scheinbar schlechten Geschmack dann noch mal explizit die Möglichkeit, Befürchtungen auszuräumen. Schließlich ist Abwechslung eine häufige Motivation für offene Beziehungen, und bisweilen hilft es schon, vom Partner einfach noch einmal versichert zu bekommen, dass alles in Ordnung ist. Denn eins ist klar: Beziehungen, die von der (monogamen) Norm abweichen, lassen

tendenziell häufiger Gefühle von Unsicherheit entstehen. Es ist absolut legitim, wenn beide Partner da auf sich achtgeben.

Wenn wir im Hinterkopf behalten, dass Sex ein extrem emotionales, vielfältiges und kontroverses Thema ist, dann begegnen wir der Sache mit einer hilfreichen Einstellung. In offenen Beziehungen hilft es, Probleme in diesem Bereich möglichst früh und möglichst klar anzusprechen. Auch wenn es hier und da Überwindung kostet: Sowohl die Beziehung als auch die persönliche Entwicklung der Partner können davon enorm profitieren.

III.

Mythen zu offenen Beziehungen

Puh, also so eine offene Beziehung wäre nun wirklich nichts für mich«, bemerkt Karla, nachdem sie mal wieder ein längeres Telefonat mit Nina geführt hat, die gerade dank Olis neuer Flamme unter akuter Eifersucht leidet. »Oli hat Nina gestern Abend wohl so von seiner neuesten Eroberung vorgeschwärmt, dass Nina sich danach unattraktiv, nervig und anhänglich gefühlt hat. Ich verstehe nicht, dass sie das überhaupt mitmacht. So wie das klang, fehlt nicht mehr viel, und Oli verliebt sich in eine seiner Affären, und das war's dann vermutlich.« Sie schaut Björn erwartungsvoll an und wartet offensichtlich auf eine Antwort.

Björn wirkt kurz überfordert und versucht, wenigstens etwas halbwegs Kluges zu sagen. »Na ja, aber wenn er Nina doch liebt. Warum sollte er sie verlassen, nur weil er eine andere interessante Frau kennengelernt hat? Aber ich weiß schon, was du meinst, ich frage mich auch, ob man so was wirklich braucht.« – »Ja eben«, erwidert Karla. »Die beiden waren immer so glücklich, auch ohne ständig fremdzugehen. Ich finde ja, dass man sich in einer gesunden Beziehung gegenseitig genügen sollte. Aber wer weiß, vielleicht lief es ja bei den beiden in der Kiste nicht mehr so, und das Ganze ist jetzt der letzte Versuch, da noch was zu retten.« – »Das könnte natürlich sein, aber so unglücklich haben sie auf mich ehrlich gesagt nie gewirkt. Wollen wir eigentlich mal endlich unseren Urlaub buchen?«, lächelt Björn und beendet damit das Gespräch auf die ihm eigene, manchmal etwas holprige, aber eigentlich ganz charmante Art.

Wie das mit spannenden Themen, die dann noch teilweise unter die Gürtellinie gehen, immer so ist: Es gibt natürlich auch bei offenen Beziehungen viele Mythen, Gerüchte und Vorurteile. Da die meisten Menschen keine eigenen Erfahrungen in diesem Bereich besitzen, kommen neben durchaus berechtigten Einwänden auch mal mehr oder weniger abenteuerliche Befürchtungen ans Tageslicht, die bei Nichtbeachtung gerne zu brodeln beginnen. Egal, ob es also um sexuelle Freizügigkeiten, um Eifersüchteleien oder um zu wenig Zeit für die *eigentliche* Beziehung geht: In der landläufigen Meinung sind das gängige Befürchtungen, mit denen sich offene Beziehungen konfrontiert sehen und die in der Regel um das deutliche Bekenntnis »also ich könnte das ja nicht« ergänzt werden.

Bisweilen wird ein Gespräch darüber auch schwieriger, etwa wenn Gesprächspartner ausfallend werden. »Wie, Sex mit mehreren? Dann betrügt man doch seinen Partner! Das ist einfach ekelhaft« – bei den Formulierungen geht es sicherlich auch noch eine Nummer offensiver, aber tatsächlich sind mir auch derart dramatische Varianten bekannt. Wenn ich nun überlege, was hinter solchen explosiven Mischungen aus Unwissenheit, Vorurteilen und Angst steckt, dann ergeben sich ein paar höchst interessante Ansatzpunkte und hilfreiche Gedanken. Ich fasse kurz zusammen: *Offene Beziehung* heißt immer auch *Sex*. Sex finden Menschen unglaublich spannend, und natürlich hat das Thema auch ein enormes Polarisierungspotenzial. Denn wo die einen Sex als wunderbar, als erleuchtend und als höchsten aller Genüsse ansehen, empfinden die anderen ihn als traumatisierend, unhygienisch und unanständig. Beide Aspekte von Sexualität können also auch in jedem Beziehungsmodell vorkommen, welches Sex mit anderen Menschen außer dem jeweiligen Partner grundsätzlich ermöglicht. Ich schlage also vor, dass wir da ein bisschen Ordnung schaffen und nun einen Blick auf die am weitesten verbreiteten Mythen werfen, die es zu offenen Beziehungen so gibt.

#1: »Menschen in offenen Beziehungen sind untreu«

Oli hat es ausnahmsweise einmal geschafft, seiner Arbeit eine halbstündige Mittagspause abzutrotzen. Diese verbringt er in der kleinen Lunchbude um die Ecke, und während er sich dort genüsslich um seinen Salat kümmert, kann er nicht anders, als das Gespräch zweier Frauen in seinem Alter am Nebentisch mitzubekommen. »Die gehen doch ständig fremd. Man kann sich so was auch schönreden. Wirklich, total bescheuert und ekelhaft so was!« Frau Nummer eins scheint ganz schön aufgewühlt zu sein. »Das mit diesen offenen Beziehungen ist wirklich eine Schnapsidee, wer sich so was nur ausgedacht hat. Wenn es wirklich Liebe ist, dann fällt Treue auch leicht, ganz ehrlich.« Spätestens bei den *offenen Beziehungen* hat Oli aufgehorcht und versucht sich nun am Balance-Akt, so viel wie möglich mitzubekommen und das so wenig auffällig wie möglich hinzubekommen.

Frau Nummer zwei macht es ihm durch die Lautstärke ihrer Äußerungen allerdings auch nicht allzu schwer: »Treue ist doch das Wichtigste in einer Beziehung. Wenn mein Kerl fremdgehen würde oder mit 'ner anderen was hätte, dann wäre mein Vertrauen einfach komplett futsch. Ich glaube auch nicht, dass ich das jemals verzeihen könnte.« – »Das ist ja auch verständlich«, kommt prompt die Erwiderung der anderen Seite. »Jedes Mal, wenn du ihn sehen würdest, müsstest du ja an diese andere denken. Und daran, was die beiden miteinander anstellen. Gruselige Vorstellung!« – »Ja, und kannst du dir vorstellen, dass es Paare gibt, die sich freiwillig gegenseitig so was antun? Und dann tun die noch so, als ob das irgendwie besser wäre als eine normale Beziehung.« Die beiden Frauen schauen sich gegenseitig entrüstet an und schütteln einvernehmlich die Köpfe. Oli ist fast ein bisschen froh, dass er mit seinem Mittagessen so gut wie fertig ist.

Ich finde die Frage spannend, warum Treue oft so emotional diskutiert wird. Kaum kommt das Thema auf, schon geht es hoch her, und gegensätzliche Wertvorstellung krachen wie zwei marode Hochhäuser aufeinander. Viele Menschen verwechseln Treue dazu noch mit relativ offensichtlichen Besitzansprüchen und meinen, ihrem Partner Dinge vorschreiben oder verbieten zu müssen – ein für eine glückliche Beziehung natürlich denkbar ungünstiges Setting. Trotzdem ist das nachvollziehbar, weil ein Besitzanspruch uns, je stärker ausgeprägt er ist, vor dem Verlust des Partners schützen soll. Emotional ergibt das Sinn, rational ist es natürlich absolut kontraproduktiv. Wir haben also im Hinterkopf, dass allein schon die Entscheidung, die eigenen Vorstellungen von Treue näher unter die Lupe zu nehmen, uns häufig sehr stark mit Ängsten und Unsicherheiten konfrontiert.

Dazu kommt noch, dass in unserer Gesellschaft natürlich erst einmal alles, was irgendwie mit Sex zu tun hat, als anrüchig, schmutzig und unseriös erscheint. So befreit, dass wir Sexualität als natürlichen, schönen und gesunden Teil unseres Lebens betrachten, sind wir noch lange nicht – was sich unter anderem an den immer häufiger werdenden großflächigen Werbungen für sogenannte Sauna-Clubs und an den Zugriffszahlen auf diverse Pornoseiten im Netz sehen lässt. Um uns einer individuell passenden Definition von Treue zu nähern, müssen wir uns also etwas von diesem kulturellen Ballast befreien. Denn auch wenn es für viele Menschen offensichtlich ist, sehen andere nicht, dass Treue vor allem eine Frage der individuellen Definition ist. Auch hier stoßen wir wieder auf das Problem eines Begriffes, der für die eine Person etwas ganz anderes bedeuten kann als für die andere. Wer klug ist, nutzt diese Deutungsoffenheit für sich und erarbeitet sich ein Konzept von Treue, das individuell passt – das ist unabhängig davon empfehlenswert, ob die Beziehung dann sexuell exklusiv oder offen geführt wird.

Für diejenigen, für die Treue untrennbar mit Sexualität verbunden ist – im Kern eine Ansicht, die wir genau wie das Gegenteil schlicht anerkennen dürfen –, sind die Spielregeln klar: Du hast nur Sex mit mir und nicht mit anderen, und wenn du das hinbekommst, dann bist du mir treu. Dass diese Definition bei so gut wie allen Menschen mindestens unbewusst mitschwingt, wird Paaren in offenen Beziehungen immer dann bewusst, wenn sie zum ersten Mal Sex außerhalb der Beziehung haben. Sehr oft fühlt sich das nämlich ziemlich falsch an, so, als ob man den Partner letztlich doch betrügen würde – und das trotz der Tatsache, dass es in der Beziehung absolut legitim ist.

Eine andere Definition von Treue könnte sich aber auch mehr in Richtung des Wortsinns von *Loyalität* bewegen. Demnach könnten wir dann bei Zustimmung zur Aussage »du bist mir treu, wenn du zu mir stehst und nicht bei jeder kleinen Meinungsverschiedenheit sofort das Weite suchst« von Treue sprechen. Ich denke, dass Ersteres (sexuelle Exklusivität) in Beziehungen definitiv verhandelbar ist, am besten mit einer grundsätzlichen Ergebnisoffenheit. Zweiteres hingegen (Loyalität) ist für eine glückliche Beziehung essenziell. Wenn Loyalität keine Rolle spielen würde, würde die Partnerschaft diese Bezeichnung nicht verdienen und gliche eher einem kurzen und schmerzhaften Vergnügen. Halten wir also fest: Wenn sexuelle Exklusivität nicht Teil der gemeinsamen Treuevereinbarung ist, dann sind sexuelle Außenkontakte in einer Beziehung kein Fremdgehen. Wenn du also eine offene Beziehung führen möchtest und nach einer dafür passenden Definition von Treue und gegebenenfalls auch Exklusivität (das ist ja *per se* auch nichts Schlechtes) suchst, dann gibt es unter anderem folgende Anhaltspunkte, an denen du starten kannst:

- Ihr könntet euch darauf einigen, dass bestimmte sexuelle Praktiken nur mit dem Partner und nicht mit Außenstehenden durchgeführt werden. Das macht zusätzlich aus Gründen wie Hygiene und Schutz vor sexuell übertragbaren Krankheiten Sinn – ein klärendes Gespräch wirkt hier Wunder.
- Es könnte ebenfalls konkret diskutiert werden, wer wann, wie oft, wo und mit wem übernachten darf. Die wenigsten Paare, die offen lieben, werden es deswegen auch gleich toll finden, wenn der Partner nur eine Nacht zu Hause verbringt und alle anderen Nächte der Woche durch andere Betten turnt.
- Ihr könnt ebenfalls darüber sprechen, was genau für euch *Loyalität* bedeuten soll. Wie offen geht ihr mit eurer Beziehung an sich, wie offen mit dem Modell um? Was passiert, wenn jemand euren

Partner aufgrund des Lebensmodells angreift? Was tue ich, wenn ich gerade ein spannendes Date habe und mein Partner zu Hause von der Leiter gefallen ist und zum Arzt gebracht werden muss (auch wenn diese Frage für die meisten Paare relativ leicht zu beantworten ist, darf sie mal gestellt werden).
- Für bestimmte Situationen können ebenfalls verbindliche Absprachen und Abmachungen helfen. Wie verhaltet ihr euch etwa auf einer Party anderen Flirtwilligen gegenüber, wenn euer Partner auch da ist? Verbringt ihr diese Zeit lieber gemeinsam, stürzt ihr euch beide einzeln ins Getümmel, oder soll das von Party zu Party verschieden sein?

Wenn Klarheit zu diesen Fragen herrscht, finde ich es noch sinnvoll, die Prioritäten zu klären. Die Ansicht, dass Loyalität in Beziehungen an erster Stelle steht und dem dann die sexuelle Treue folgen kann, halte ich grundsätzlich für die hilfreichere Reihenfolge. Laut einer aktuellen Statistik scheint das allerdings auch die gängige Meinung zu sein. Denn als die Onlinepartnerbörse Parship im März 2015 gut 2.000 Menschen aus der Altersgruppe 18 bis 65 Jahre fragte, welcher der folgenden Aspekte für eine erfolgreiche Liebe am wichtigsten sei, landete *vollkommene Treue* mit 20 Prozent Zustimmung lediglich auf dem vierten Platz nach *volles Vertrauen* (im Mittel der Geschlechter 77 Prozent), *absolute Ehrlichkeit* (41 Prozent) und *toller Sex/körperliche Anziehungskraft* (33 Prozent).

Interessanterweise spielt sexuelle Treue in den jüngeren Generationen wieder eine sehr starke Rolle, wie die im Oktober 2015 veröffentlichte 17. Shell-Jugendstudie anschaulich zeigt. Von den über 2.500 repräsentativ Befragten der Altersgruppe 12 bis 25 Jahre sprachen sich 71 Prozent (männlich) beziehungsweise 83 Prozent (weiblich) für Treue aus, der Rest entfällt auf unsichere oder ablehnende Stimmen. Spannend ist nun, dass ein großer Teil dieser Studie auf die sogenannte Generation Y entfällt, die mittlerweile auch unter der Bezeichnung *Generation Bindungsangst* bekannt ist.

Die Kombination dieser beiden Aspekte führt meiner Einschätzung nach weiter in das Phänomen der seriellen Monogamie, also weiter zu sexuell exklusiven Beziehungen von sehr kurzer Dauer. Das wäre kein Problem, wenn es explizit den Wünschen der Beteiligten entsprechen würde, allerdings kenne ich niemanden, der sich viele kurze Beziehungen wünscht. Insofern halte ich es hier für wirklich wichtig, die Prioritäten zu klären und zu schauen, was in der eigenen Beziehung wirklich wichtig sein soll. Mehr dazu aber im fünften Kapitel.

#2: »In einer offenen Beziehung ist man nicht richtig zusammen«

Tanja ist abends alleine auf einer Party einer alten Schulfreundin. Nach der ersten Stunde, in der sich die Gäste teilweise stürmisch begrüßt haben, freuen sich nun die meisten, sich seit langer Zeit mal wiederzusehen. An spannenden Gesprächsthemen herrscht somit auch kein Mangel, was kein Wunder ist, da in der Zwischenzeit doch recht viele Entwicklungen passiert sind. Nach einer kurzen Runde durch Wohnzimmer und Küche gesellt sich Tanja auf dem Balkon zu Kerstin und Philipp, zwei ihrer damaligen Lieblingsmitschüler, zu denen sie zwar regelmäßigen, aber trotzdem seltenen Kontakt hält. Umso erfreuter ist sie, als dass sie das Gesprächsthema ausgesprochen interessant findet. »Das ist doch keine Beziehung, die die da führen. In einer richtigen Beziehung hat man keinen Sex mit anderen Menschen, sondern ist sich gegenseitig treu. Sonst könnte man ja auch gleich *nur so* miteinander rumvögeln und muss das dann nicht gleich *Beziehung* nennen.« Kerstin schüttelt leicht den Kopf, und man sieht ihr an, dass sie von offenen Beziehungen wenig hält. Philipp hält dennoch dagegen: »Na ja, ich glaube, die beiden sehen das etwas anders. Und ich kann die Ansicht auch verstehen und denke schon, dass die sich wirklich lieben und auch richtig zusammen sind. Wenn ich das richtig verstanden habe, dann wollen die beiden einfach nicht, dass Lust auf Sex mit anderen ihre Beziehung gefährdet. Und das ist, finde ich, schon ein guter Punkt. Wer hat nicht mal das Bedürfnis oder den Wunsch nach Sex außerhalb der Beziehung? Oder zumindest Neugier, wie das wohl so wäre?«

»Na gut, das kann ich so weit ja noch nachvollziehen«, lenkt Kerstin zunächst ein, setzt dann aber nach: »Aber nur weil ich mich frage, wie das so wäre, muss ich das ja nicht gleich tun. In meiner Welt zeichnet das ja gerade eben meine Beziehung aus, dass ich so einem Trieb nun mal nicht nachgebe.« »Das ist ja auch okay, Kerstin, dass das in deiner Welt so ist. Aber ich finde es auch in Ordnung, wenn andere Menschen das anders sehen. Ich denke da auch viel drüber nach und sehe das ja prinzipiell auch so wie du. Aber hey, wir sind alle nur Menschen, und wenn meiner Partnerin mal ein Ausrutscher passieren würde, dann könnte ich ihr das mit Sicherheit verzeihen. Für mich ist an einer Beziehung auch wirklich nicht das Wichtigste, dass man seine Triebe im Griff hat. Wichtiger finde ich Vertrauen, Ehrlichkeit und Zusammenhalt. So wie ich das sehe, steht das nicht im Widerspruch zu einer offenen Beziehung, zumindest nicht, wenn man sich etwas Mühe gibt.« Kerstin ist daraufhin tatsächlich um eine Antwort verlegen, was Tanja überrascht – denn Kerstin ist eigentlich weniger dafür bekannt, dass ihr die Worte fehlen. »Tanja, was sagst du denn dazu?«, sagt Kerstin und versucht, sich so elegant aus der Affäre zu ziehen und eventuell Unterstützung zu gewinnen. Tanja überlegt zunächst, während Kerstin und Philipp sie erwartungsvoll anschauen.

Bei diesem Vorurteil wird ein Beziehungsmodell abgewertet, weil es möglicherweise nicht dem eigenen entspricht und nicht mit eigenen Wertvorstellungen kompatibel ist. Wir haben im ersten Kapitel bereits gesehen, dass durchaus auch Paare, die ihre Beziehung als *offen* bezeichnen, sich nicht im klassischen Sinne als *zusammen* betrachten. Anhand der Gespräche wurde aber auch deutlich, dass durchaus andere Vorstellungen existieren. Demnach ist es natürlich viel zu verallgemeinernd, allen offenen Beziehungen zu unterstellen, sie wären auf eine bestimmte Art und Weise *nicht richtig*. Versuchen wir daher zuerst, die Frage zu beantworten, wann man überhaupt *richtig* zusammen ist – denn auf diesem Weg warten ein paar spannende Erkenntnisse auf uns. Zuerst denken wir vermutlich an einen Konsens, der existieren muss, damit eine Beziehung auch von beiden Beteiligten als solche wahrgenommen wird. Da diese beiderseitige Zustimmung natürlich oft auf einer recht oberflächlichen Ebene verläuft und – wenn beide Paare das explizit äußern – nur schlecht angezweifelt werden kann, scheint der Vorbehalt gegen die Qualität offener Beziehungen noch in eine andere Richtung zu gehen.

Denn für die meisten Menschen gehört zu einer Beziehung doch etwas mehr als lediglich ein verbales Bekenntnis (und wir alle kennen Paare, die zwar *offiziell* zusammen sind, bei denen man aber ahnt, dass die eigentliche Beziehung längst beendet ist und dass die Mitteilung des Paares darüber an die Außenwelt nur noch eine Frage der Zeit ist). Dieser Aspekt lässt sich ganz gut am Begriff der Intimität erfassen, auch wenn dazu landläufig eher stark vereinfachende bzw. ungenaue Vorstellungen existieren (dazu gleich mehr!). Insofern wird hier ein spannender Punkt berührt, der für die Frage, ob man »richtig« zusammen ist, relevant sein kann. In diesem Sinne wird oft davon ausgegangen, dass sexuelle Abenteuerlust gerne als Vorwand missbraucht wird, Intimität aus dem Weg zu gehen. Ich sehe das noch etwas differenzierter, aber lass uns vorher kurz schauen, was wir überhaupt unter *Intimität* verstehen. In diesem Zusammenhang halte ich den Ansatz des berühmten amerikanischen Paartherapeuten David Schnarch (auch wenn der Name auf den ersten Blick lustig klingt: Ausgesprochen wird er »snarsch«) für sehr hilfreich, der in seinem Buch *Die Psychologie der sexuellen Leidenschaft* davon ausgeht, dass Intimität eine »Ich-Du-Erfahrung« sei und »in unserer Fähigkeit gründet, zwischen uns selbst und anderen Menschen Unterscheidungen zu treffen, und daß wir uns ihnen nur öffnen und mitteilen können, weil wir über ein Bewußtsein unserer eigenen Person, die Fähigkeiten zur Selbstreflexion und ein komplexes Sprachvermögen verfügen«.[2]

Vier Punkte sind hier also elementar:

1. Wir haben ein klares Bewusstsein dafür, dass wir als eigenständiger und unabhängiger Mensch existieren.
2. Wir verfügen über die Fähigkeit, unser Verhalten und unser Denken aus der Beobachterperspektive wahrzunehmen und gegebenenfalls zu beeinflussen.
3. Wir sind imstande, uns unserem Partner sprachlich und nonverbal mitzuteilen – laut Schnarch heißt das nicht, dass eine gelingende Kommunikation jederzeit konflikt- und streitlos verläuft, im Gegenteil: Sowohl das eisige Schweigen als auch der vulkanartige Wutausbruch können eine klare und oft sehr funktionelle Botschaft vermitteln (was noch nicht heißt, dass diese dann vom Gegenüber auch gerne verstanden wird).
4. Wenn die drei vorhergehenden Punkte zutreffen, dann können die beiden Partner nun Intimität, beispielsweise im Sinne von emotionaler und räumlicher Nähe, erleben – andernfalls kommt es zur sogenannten emotionalen Verschmelzung und zu fremdbestätigter Intimität.

Wenn wir nun mit diesen Erkenntnissen im Hinterkopf noch mal auf das Zusammenspiel von sexuellen Abenteuern und Intimität schauen, dann sind mehrere Möglichkeiten denkbar, wie die Beeinflussung verlaufen kann. In vielen Fällen wirken sich sexuelle Abenteuer so schlicht überhaupt nicht auf die Intimität der Partner aus. Wo beispielsweise beide Partner nach wie vor selbstbestimmte Intimität erleben können, ohne das sexuelle Abenteuer großartig zu thematisieren, bleibt der Einfluss des Außenkontaktes vermutlich relativ gering.

In wieder anderen Situationen können sexuelle Außenkontakte die Intimität der Partner auch positiv beeinflussen. Entweder, weil eine von einem Partner außerhalb der Beziehung gemachte Erfahrung in die Beziehung integriert wird (etwa in Form eines Gespräches) und das die Offenbarung von schwachen Stellen und die Konfrontation mit Ängsten notwendig macht. Oder, weil ein Konflikt – etwa in Form eines Streits – entsteht, der ebenfalls eine Beschäftigung mit den Grundlagen der Beziehung erfordert. Beides fordert die Partner, beides kostet viel Energie, aber beides sorgt auch für mehr Nähe und Intimität.

Zusätzlich existiert aber auch die dritte Option, nach der sexuelle Erlebnisse außerhalb der Paarbeziehung tatsächlich der Intimität schaden. Wenn etwa bei einem der Partner Verlustängste auftreten, entstehen Entfremdungsgefühle, und die Gefahr für eine emotionale Verschmelzung entsteht, was sich dann häufig als das berühmte *Klammern* äußert. Eine Beziehung, in der die beiden sich als eigenständige Partner auf Augenhöhe gegenüberstehen, wird so schnell unmöglich, die Intimität wird dann gestört.

Und natürlich kommt es vor, dass Paare kurz vor der Trennung stehen und sich dann des Labels *offene Beziehung* bedienen, um so eine Strategie der Beziehungsauflösung nutzen zu können. In diesem Fall gestehen sich die Partner nur oberflächlich das Recht zu, mit anderen schlafen zu dürfen. Wenn das dann von beiden in die Tat umgesetzt wurde, stellen die Partner fest, dass sie sich betrogen fühlen, und können daraus natürlich hervorragende Vorwürfe konstruieren. Das sorgt somit garantiert für einen heftigen Streit, ist aber ein durchaus übliches Vorgehen, um Beziehungen effektiv zu beenden, in denen man sich sonst gelähmt oder gefangen fühlt. Allerdings kann man in diesem Fall mit gutem Recht davon sprechen, dass das Ich-Du-Erlebnis der Intimität schon länger gestört war, denn sonst würde es vermutlich gar nicht erst zum Einsatz derart abstruser Strategien kommen. Halten wir fest: Sexuelle Abenteuer wirken sich nie per se auf die Intimität einer Beziehung aus – um hier zu einer realistischeren Einschätzung zu kommen, müssen mehr Variablen in Betracht gezogen werden.

Abschließend bleibt hier nur zu vermerken, dass die individuellen Definitionen von »richtig zusammen« so weit auseinandergehen, dass wir diese Beurteilung am besten jedem Paar selbst überlassen.

#3: »Offene Beziehungen sind nicht zukunftsfähig«

Nina hatte sich wirklich darauf gefreut, ihre Mutter mal wieder zu sehen. Seit der Trennung von ihrem Mann, Ninas Vater, die sie auch in ihrem Alter noch beschlossen und auch durchgezogen hat, waren die letzten Wochen etwas unruhig. Somit sitzen die beiden nun auf der Couch in ihrer neuen Wohnung und genießen einen guten Rotwein nach dem Abendessen. »Wie läuft es denn eigentlich mit dir und Oli?«, beginnt Ninas Mutter ganz unverbindlich. »Also eigentlich super«, entgegnet Nina. »Natürlich haben wir hier und da auch mal ein Missverständnis, und es ist oft schwierig, dass wir genug Zeit für uns finden. Aber ich denke, das ist normal, wenn es auf der Arbeit so zur Sache geht wie bei uns beiden gerade.« – »Macht ihr das denn noch mit dieser offenen Beziehung?« Nina hatte ein bisschen auf diese Frage gewartet, wenn auch nicht gerade darauf gehofft. »Ja Mama, wir machen das immer noch so, allerdings ist es für uns weniger wichtig, wie wir das nennen. Es geht uns einfach darum, dass wir uns gegenseitig nichts verbieten, denn wir finden uns als freie Menschen eigentlich ziemlich gut!«

»Na, aber ich weiß nicht. Was macht ihr denn später, wenn ihr mal Kinder haben wollt? Damit lasst ihr euch ja auch ganz schön Zeit.« – »Ach Mama, das mit dem Kinder-Thema haben wir noch nicht geklärt, und wir wollen uns da auch nicht unter Druck setzen. Ich bin gerade erst 30 geworden, ein paar Jahre haben wir da schon noch.« Ninas Mutter sieht das, ihrer Mimik nach zu urteilen, eher anders. »Was heißt denn bitte *erst 30*, ich habe dich mit 22 bekommen. Ihr müsst ja jetzt nicht sofort ein Kind bekommen, aber habt ihr darüber nicht gesprochen? Und das mit der offenen Beziehung und einer Familie gleichzeitig, das geht ja wohl nicht.« – »Warum soll das nicht gehen?«, entgegnet Nina. »Mal abgesehen davon, dass wir als Eltern sicherlich andere Sachen im Kopf haben werden, als mit anderen in die Kiste zu springen, ist das doch kein Drama. Das muss ja nicht direkt vor den Kindern passieren, und die müssen definitiv keine Leute kennenlernen, mit denen Oli und ich uns so treffen.« – »Aber Nina, Kinder merken doch, wenn die Eltern sich nicht gut verstehen.« – »Oli und ich verstehen uns doch super. Wir treffen uns doch nicht aus dem Grund mit anderen, weil es bei uns gerade nicht gut läuft. Das eine hat mit dem anderen überhaupt nichts zu tun. Im Gegenteil: Ich finde, unsere Kinder dürfen ruhig mitbekommen, dass die Eltern sich lieb haben und aufgeschlossene Menschen sind. Wo da die Grenze ist und was die Kinder nicht mitbekommen sollen, das würden wir schon vorher sehr klar festlegen.«

»Mir ist noch nicht so ganz klar, wie das genau funktionieren soll. Auch wenn ihr das mit den Kindern hinbekommt und die abschirmt, hast du nicht Angst, dass er sich irgendwann in eine Jüngere verliebt und dich für sie verlässt?« Nina überlegt kurz. »Nein, ehrlich gesagt nicht. Ich finde, man kann vor ziemlich vielen Sachen Angst haben, aber ich würde mich einfach mal dafür entscheiden, davor keine Angst zu haben. Davon abgesehen kann das in jeder anderen Beziehung auch passieren. Eigentlich sind wir sogar im Vorteil, denn wir können über solche Dinge sprechen und dadurch auch direkt was unternehmen. Viele Paare schweigen solche Sachen ja gerne tot, und dann ist plötzlich das Kind in den Brunnen gefallen. Also die Beziehung zu Ende, meine ich«, ergänzt sie schnell, als sie den etwas erschrockenen Blick ihrer Mutter sieht.

»Na ja, du wirst schon wissen, was du tust«, wechselt Ninas Mutter damit zwar etwas unbefriedigt, aber auch entschlossen das Thema. »Soll ich noch eine Flasche Wein aufmachen? Du musst mir auch unbedingt noch von dem Urlaub erzählen, den ihr zusammen plant!«

In Liebesfragen neigen wir dazu, am liebsten alles für die Ewigkeit zu klären und dann in Stein zu meißeln. Wie schön wäre es doch, wenn der Partner einmal kennengelernt wäre und die Beziehung einmal begonnen hätte – und wenn man sich dann um den Rest seines Lebens um nichts mehr kümmern müsste? Um ehrlich zu sein, finde ich diese Vorstellung etwas erschreckend. Vor allem in Anbetracht der Tatsache, dass das Leben jedes Menschen ausgesprochen dynamisch verläuft und dass wir uns durch die sich noch schneller ändernde Umwelt sowieso ständig anpassen müssen. Wenn wir dann noch vergessen, hier und da auch mal den Moment wahrzunehmen und zu genießen, dann führt der Wunsch nach Dauerhaftigkeit und Beständigkeit letztlich genau zum Gegenteil: Zu einem langsamen, aber sicheren Ende der Beziehung.

Stattdessen können wir die Tatsache akzeptieren, dass auch die glücklichste Beziehung der Welt jederzeit enden kann – oder sich zumindest stark verändern kann (ob Beziehungen sich überhaupt *beenden* lassen, darüber könnte man sicherlich philosophisch streiten). Und, um die beiden anderen Beispiele dieses Mythos aufzugreifen: Auch eine klassische monogame Beziehung wird strapaziert, sobald Kinder ins Spiel kommen oder ein gemeinsames Wohnprojekt ansteht. In diesem Punkt ist es dann mit der Dauerhaftigkeit und Beständigkeit recht schnell vorbei. Stattdessen sind dann Flexibilität, Belastbarkeit und Anpassungsfähigkeit gefragt.

Somit ist eine offene Beziehung (wie jede andere Beziehung) dann nicht zukunftsfähig, wenn ebendiese Anpassungsfähigkeit nicht gegeben ist. Beispiel *gemeinsame Wohnung*: Mit dem höherem Maß an Nähe müssen die Partner in jedem Fall klarkommen. Auch Themen im Bereich Eifersucht, Bindung und Kommunikation spielen eine größere Rolle, da die Ausweichmöglichkeiten im Falle eines Konfliktes natürlich begrenzt sind. In einer offenen Beziehung kommen dann noch pragmatische Fragen hinzu, hier eine kleine Auswahl:

- Darf Besuch in der eigenen Wohnung/im Schlafzimmer/im Bett empfangen werden, oder ist das ein Bereich, der dem Paar vorbehalten ist?
- Wie stellen sich die Partner Außer-Haus-Übernachtungen vor? Ist das möglich? Wenn ja wie oft, wie lange und bei wem genau?
- Wie gehen die Partner damit um, wenn ein gemeinsamer Abend geplant ist und einer der beiden sich mehr via Smartphone mit der neuesten Eroberung beschäftigt als mit dem Partner?

Auch, wenn Kinder ins Spiel kommen, hilft es natürlich, wenn ein paar Dinge geklärt sind:

- Ab wann werden neue Partner Kindern vorgestellt? Soll das überhaupt passieren? In welcher Rolle werden neue Menschen vorgestellt?
- Wie kann sichergestellt werden, dass Eltern ihre Sexualität (inklusive sexueller Abwechslung) wenn auch nicht vollständig verheimlichen, aber zumindest so diskret ausleben, dass die Kinder nichts mitbekommen, womit sie altersgemäß überfordert wären?

Das sind Fragen, die sicher ein großes Konfliktpotenzial mitbringen. In manchen Fällen ist das so groß, dass die offene Beziehung die Klärung des Konfliktes nicht übersteht. Aber da das Thema hier recht pragmatisch ist, lassen sich auch leicht Lösungen finden, die sich konkret umsetzen lassen. Das könnte dann in Form von klaren Absprachen so aussehen:

- Besuch darf in der Wohnung empfangen werden, sexuelle Kontakte sind aber vor Ort auf den Partner beschränkt.
- Übernachtungen außer Haus sind mit Ankündigung jederzeit in Ordnung, aber in der Regel nicht mehr als eine Nacht am Stück.
- Wenn gemeinsame Zeit vereinbart ist, werden die Handys ausgeschaltet.
- Neue Partner werden Kindern erst dann vorgestellt, wenn sie mindestens den Freundes-Status erreicht haben und wenn man sie seit mindestens drei Monaten kennt.

- Sexualität kann im Gespräch mit Kindern thematisiert werden (vor allem wenn die Initiative vom Kind ausgeht), ansonsten wird das Leben des Kindes aber vor der ausgelebten Sexualität der Eltern und weiterer Partner abgeschirmt.

In vielen Fällen macht es tatsächlich Sinn, so konkret zu werden. Die vorhergehenden fünf Punkte sind natürlich nur Beispiele – Paare können zu exakt diesen, aber auch zu völlig anderen Vereinbarungen kommen, je nachdem, was die Beziehung im Einzelfall erfordert. Halten wir also auch hier fest: Die Behauptung, dass offene Beziehungen *per se* nicht zukunftsfähig seien, ist unsinnig. Offene Beziehungen erfordern in einem sehr ähnlichen Maße eine aktive Zukunftsgestaltung, die hier wie da auch mal (über)fordern darf.

#4: »Gesunde Beziehungen brauchen ›das‹ nicht«

Sonntagmorgen, die Sonne scheint, ein luxuriöses Frühstück mit frischen Croissants und duftendem Kaffee steht auf dem Tisch. Ganz ohne Zweifel: Karla und Björn freuen sich auf den gemeinsamen Vormittag mit Steffen und Tanja, in den sie schon derart perfekt hineinstarten. Nachdem es an der Tür geklingelt hat und kurz bevor Karla die Tür öffnet, verleiht sie ihrem Glück Ausdruck: »Schatz, ich finde, es geht uns gerade echt gut. Ich bin richtig gerne mit dir zusammen!« Björn zwinkert sie an und antwortet: »Ja, bei dem Frühstück, das ich hier gezaubert habe, ist das ja auch kein Wunder!« Als die beiden Gäste vor der Tür stehen, folgt die übliche herzliche Begrüßung, und die vier setzen sich an den Tisch, der unter der Last der leckeren Sachen fast zusammenbricht. Nachdem der gröbste Hunger gestillt wurde und die Konversation noch etwas schläfrig vor sich hin plätscherte, kommt das Gespräch wie so oft in letzter Zeit mal wieder auf Nina und Oli und deren Beziehungsexperiment.

»Also irgendwas scheint ihr ja in der Beziehung zu fehlen, ansonsten müsste sie sich ja nicht mit anderen treffen«, stellt Karla ihre Vermutung über Ninas Motivation vor. Björn pflichtet dem bei: »Ich finde auch, dass man in einer gesunden Beziehung seine Bedürfnisse und Fantasien mit seinem Partner ausleben können sollte. Und wenn man sich in einer Beziehung überhaupt für andere interessiert, dann stimmt da doch eigentlich schon was nicht!« Tanja sieht das offensichtlich anders und hält dagegen: »Ich finde das toll, dass ihr beide das so gut hinbekommt und offensichtlich auch sehr glücklich seid. Aber nur, weil Oli und Nina das etwas anders angehen, heißt das ja noch nicht gleich, dass deren Beziehung irgendwie ungesund wäre.« Karla lenkt daraufhin etwas ein, gibt aber natürlich noch nicht auf. »Na ja, okay. Ob die Beziehung gesund ist oder nicht, müssen die beiden natürlich schon selbst entscheiden. Aber irgendwas scheint ja zu fehlen, sonst würden die beiden sich ja genügen.« Nun schaltet sich auch Steffen ein: »Ich finde das auch beeindruckend, dass ihr beide euch so genügt. Das würde ich ebenfalls gerne können. Tanja und ich finden auch, dass wir eigentlich ganz zufrieden sein können, aber ganz so einfach ist es für uns leider nicht.« – »Aber was genau wünscht ihr euch denn noch, was ihr euch nicht gegenseitig geben könnt?«, hakt Karla nach.

Tanja überlegt kurz, hat dann aber eine akkurate Antwort auf Lager: »Alles, was ein Partner mir geben könnte, bekomme ich von Steffen. Spannend wird es doch bei Dingen, die einem ein einzelner Partner unmöglich geben kann. Abwechslung zum Beispiel. Ich würde mich zum Beispiel gerne mal mit einer Frau treffen und das bitte ohne, dass ich Gefahr laufe, meinen Partner dann zu betrügen. Und manchmal ist es auch einfach die Lust auf Neues. Bei Steffen fühle ich mich wohl und kann mich bei ihm fallen lassen. Das ist mir sehr wichtig, und das finde ich sehr wertvoll. Aber ich muss ja nicht von ihm erwarten, dass er mir alles gibt!« – »Ne, das kann ich auch nicht leisten«, wirft Steffen grinsend ein. »Aber ich würde auch sagen, dass Abwechslung und die Möglichkeit, neue Erfahrungen zu machen, für uns beide auch ganz reizvoll erscheinen. Ob eine offene Beziehung für uns eine Lösung sein kann, wissen wir noch nicht so richtig. Aber glaub mir: Wenn ihr euch wegen Abwechslung und so nicht unter Druck setzen müsst, dann finde ich das fast beneidenswert …«

Vorurteile, die offene Beziehungen als ungesund abstempeln, entstehen oft durch ein eher isoliertes Verständnis von Beziehungen. Diese Vorstellung sieht oft so aus: Die beiden Liebenden haben nur Augen füreinander und befinden sich in einer romantischen Seifenblase, in der andere Personen keine Rolle zu spielen haben. Wenn man in die Richtung der Person blickt, die einen solchen Satz äußert, dann liegt der Verdacht nahe, dass die Äußerung vor allem der Aufwertung der eigenen Beziehung dienen soll. Denn die wird durch den impliziten Vergleich natürlich als *besonders gesund* dargestellt.

Auch hier sind wir wieder an einem Punkt, der problematisch für das Funktionieren einer Beziehung werden kann – und zwar völlig unabhängig davon, ob die Beziehung offen ist oder nicht. Insofern helfen uns die Mythen zu offenen Beziehungen natürlich auch sehr gut, Ansichten zu klassischen Beziehungen aufzudecken, die häufig zu Problemen führen. Denn hier wie dort ist es völlig normal, dass die Partner Anziehung zu anderen Menschen verspüren. Bisweilen kann diese Anziehungskraft erotischer Natur sein, häufig kommen auch einfach sexuelle Bedürfnisse ans Tageslicht. Die Frage, inwieweit der Mensch überhaupt zur Monogamie fähig sei, ist schon seit langer Zeit ein Streitpunkt zwischen Verfechtern klassischer Beziehungen und zwischen Vertretern moderner Modelle.

Viel relevanter ist aber aus meiner Sicht ein anderer Gedanke: Natürlich ist es möglich, monogam zu leben. Unmöglich ist es hingegen, Bedürfnisse »wegzudenken«, etwa, indem sie tapfer ignoriert werden. Eine Lösung, die bessere Erfolgsaussichten hat, macht solche Herausforderungen zum Teil der Beziehung. Im besten Fall können also Sätze wie diese geäußert werden:

»Schatz, ich habe gestern auf der Party von meinem guten Kumpel Alex eine Person kennengelernt, die ich richtig gut fand. Jetzt bin ich etwas überfordert. Du weißt, dass ich dich liebe, und das ändert auch nichts daran. Aber gerade bin ich etwas verwirrt.«

Wer so etwas zum ersten Mal hört, mag sich spontan schlecht fühlen. Und wer von sich weiß, dass ihn ein derart offenes Gespräch überfordert, muss natürlich nicht gleich kopfüber ins Eiswasser springen. Aber wer mit sich selbst im Reinen ist, wer ein gesundes Selbstwertgefühl und Selbstbewusstsein entwickelt hat, der kann auch mit solchen Themen umgehen. Der Beziehung wird das auf jeden Fall zugutekommen, und in einem solchen Gespräch kann eine gemeinsame Lösung entstehen. Die letztlich so gut wie jedes Paar im Vergleich zum heimlichen Fremdgehen bevorzugt, was letztlich ein Alleingang eines Partners wäre und dementsprechend für einen Vertrauensbruch und für Entfremdung sorgt. Zusammengefasst: Auch in einer monogamen Beziehung und erst recht in einer offenen Beziehung darf ein Interesse an anderen Menschen eine Rolle spielen, und wenn andere Personen ins Spiel kommen, dann sagt erst der daraufhin folgende »Test«, der darin besteht, wie gut das Paar mit der fordernden Situation umgeht, etwas darüber aus, wie *gesund* die Beziehung wirklich ist. Aber natürlich ist spätestens seit den Gesprächen im zweiten Teil dieses Buches, vor allem seit denen mit Jörg, Simon und Johanna, klar, dass die glücklichsten Beziehungen vermutlich diejenigen sind, die nach eigenen und nicht nach fremden Maßstäben geführt werden. Das kann demnach in manchen Fällen die Beziehung mit klaren Rollenverteilungen sein, in der die Frau zu Hause bleibt, sich um Kind und Küche kümmert, während der Mann auf der Arbeit ist, und in der bewusst monogam gelebt wird. Das kann in anderen Fällen aber auch die polyamore Beziehung sein, die aus einer Patchworkfamilie besteht, in der Sexualität jederzeit und mit mehreren Personen möglich ist und in der die Rollenverteilungen sehr weit von den klassischen abweichen. Wer unreflektiert ein Modell nachlebt, sieht sich dementsprechend mit fast schon klischeehaften Problemen konfrontiert und wird häufig auch bereits an diesen Hürden scheitern.

#5: »Früher oder später verliebt sich eh jemand, und dann ist es aus«

»Oli, was wäre eigentlich, wenn du dich in eine andere Frau verlieben würdest? Würdest du mich dann verlassen?« Oli schaut erschrocken aus der Wäsche. »Was? Wie kommst du denn jetzt darauf? Und nein, ich würde dich dann nicht verlassen. Warum sollte ich mich überhaupt in jemand anderen verlieben? Bist du in jemand anderen verliebt?« Oli hat so schnell geredet, dass Nina sich trotz ihrer anfänglichen leichten Schwermut ein Lächeln fast nicht verkneifen kann. »Nein, mein Lieber, keine Sorge! Ich hatte nur gerade etwas darüber nachgedacht, weil ich ja von mir weiß, dass mir das schnell mal passiert.« – »Na ich weiß nicht, man hat ja jetzt nicht irgendwie so einen Liebespunktekontostand oder so. Nur weil ich mich in eine andere Frau verlieben würde, heißt das ja nicht gleich, dass ich für dich keine Liebe mehr übrig hätte, oder? Und verlieben geht zwar schnell, aber *ent*lieben vermutlich eher nicht. Wir hätten auf jeden Fall Zeit, was dagegen zu unternehmen, und das würde ich auf jeden Fall versuchen!«

»Na gut, dann bin ich beruhigt. Die Vorstellung, dass du mich für eine andere verlassen könntest, treibt mich momentan nur häufiger mal um. Es gibt einfach so viele Leute, die sagen, dass sie keinen Sex haben könnten, ohne sich zu verlieben, und dass sie dann sofort ihre Beziehung beenden müssten.« – »Aber ganz ehrlich Nina, erst mal sind das andere Leute und nicht wir, und zweitens bekommen die meisten Menschen es doch nicht mal hin, wirklich ernsthaft solche Gedanken zuzulassen. Ich glaube, deren Verlustangst ist so groß, dass sie sich gar nicht wirklich darüber unterhalten können. Da sind wir doch einen großen Schritt weiter, oder?« Nina überlegt kurz. »Ja, du hast schon recht. Wollen wir vielleicht verabreden, dass wir uns immer sofort auf dem Laufenden halten, wenn wir Gefühle für eine andere Person entwickeln? Du sagst ja selbst, dass wir dann noch etwas tun können, und das würde mich schon ziemlich beruhigen!« Oli lächelt Nina an, bevor er sie in den Arm nimmt: »Natürlich machen wir das.«

Hier gilt genau wie beim vorherigen Mythos auch: Wer sich bei einem dieser Sätze erwischt, dem empfehle ich, so schnell wie möglich einen kritischen Blick auf die eigene Beziehung zu werfen. So unbequem es auch sein mag: Unkonventionelle Vorgehensweisen – in diesem Fall ein von der Norm abweichendes Beziehungsmodell – dienen zwar hervorragend als Feindbild und als Aufwertungsmöglichkeit der eigenen Beziehung, lenken aber leicht von etwas ab, was ich gerne diplomatisch als »eigenes ungenutztes Potenzial« bezeichne.

Eine offene Beziehung konfrontiert die Partner in einem deutlich höheren Maß mit Eifersucht und Verlustangst, als das in einer monogamen Beziehung der Fall ist. Trotzdem werden Eifersucht und Verlustangst natürlich auch in klassischen Beziehungen häufig zum Problem – auch gerade, weil es da die Möglichkeit gibt, dass emotionale Abgründe Zeit zum Brodeln haben. Darüber hinaus vergessen wir natürlich gerne, dass Beziehungen unabhängig von auftauchenden Problemen endlich sind. Spätestens, wenn einer der beiden Partner stirbt, meistens schon deutlich früher. Die Konfrontation mit diesem Gedanken ist vermutlich der Inbegriff von *unromantisch*, hilft aber andererseits auch, jeden Moment mit dem Partner als das zu schätzen, was er ist: einzigartig nämlich. Und gerade dadurch etwas Besonderes.

In jeder Art von Beziehung existiert zudem die Gefahr, dass sich einer der Partner in jemand anderen verliebt. Vom Partner zu verlangen, das Verlieben zu unterlassen, finden wir andererseits aber auch unmoralisch und vor allem unrealistisch. Aber es widerspricht den meisten Definitionen von Treue und Loyalität, wenn wir dieser Verliebtheit sofort nachgeben und die eigene Beziehung aufgeben, ohne zu versuchen, diese zu erhalten. Insofern spielt es auch hier wieder eine große Rolle, dass die Beziehung es ermöglicht, das »Problem« des Verliebens kommunikativ aufzugreifen. Dadurch bleibt das Anliegen ein gemeinsames, und es lässt sich dann unterscheiden zwischen zwei grundlegend verschiedenen Motivationen für das *Fremdverlieben*:

1. Einer der Partner lernt schlicht zufällig jemanden kennen, der dem eigenen Schema entspricht und den er unwiderstehlich findet.
2. Einer der Partner ist so unzufrieden mit der Beziehung, dass er mindestens unbewusst schon lange nach einer Alternative und nach einem eleganten Ausweg aus der Beziehung sucht – zu einem selbstständigen Beenden der Beziehung fehlt in diesem Fall dann der Mut.

Wir sehen also: Es muss gar nicht unbedingt ein Problem sein, sich in jemand anderen zu verlieben. Auch hier ist primär wieder der Umgang damit entscheidend. Kurz gesagt: Ja, vermutlich wird sich in jeder Beziehung früher oder später einmal jemand fremdverlieben. Im Optimalfall muss das aber nicht dazu führen, dass die Beziehung deswegen beendet wird. Stattdessen sind die Paare besonders glücklich, die auch ein solch herausforderndes Thema konstruktiv auf den Tisch bringen können – und wenn es dann durchgestanden ist, herrschen Klarheit und weit mehr Intimität und Verbundenheit als vorher.

An dieser Stelle bietet sich auch noch ein kurzer Exkurs an: Wie weit lassen sich Gefühle eigentlich kontrollieren, und welches Maß wäre da sinnvoll? Die Idee, die eigenen Gefühle sehr aktiv zu beeinflussen, ist in unserer Gesellschaft eher negativ konnotiert, und wir stellen uns einen solchen Menschen intuitiv als mechanischen Roboter vor. Dabei ist dieses Bild unstimmig, denn wir alle beeinflussen täglich unsere Gefühle. Wenn wir das nicht könnten, dann würde auch sehr schnell Chaos herrschen. Sei es die harsche Bemerkung des Kollegen (dem wir nicht gleich die Augen auskratzen) oder das aufmüpfige Kind, bei dem wir uns die Ohrfeige mittlerweile (und glücklicherweise) auch verkneifen. Grundsätzlich ist es also eine Übungsfrage, die eigenen Gefühle zu kontrollieren. Im besten Fall gelingt uns das in einem ausgewogenen Verhältnis. Wer nie auch nur den kleinsten Gefühlsausdruck zulassen kann, der verliert schnell den Kontakt zu sich selbst und wird sich irgendwann über einen Mangel an Selbstachtsamkeit beklagen. Und wer ständig jeder kleinen emotionalen Regung nachgibt, wird sich sehr bald mit sozialen Problemen auseinandersetzen müssen und hat keine Chance, eigene berufliche oder persönliche Ziele wirklich zu erreichen. Es geht also nicht darum, eines der Extreme zu wählen, sondern mit seinen Emotionen *achtsam* und *angemessen* umzugehen.

Dazu kommt noch: Bei negativen Emotionen, bei denen wir unmittelbar eine Notwendigkeit sehen, diese kontrollieren zu wollen, schaffen wir das in der Regel auch. Wer beispielsweise Nervosität vor einem Vortrag verspürt, wird das selten einfach so akzeptieren oder sich bewusst weiter hineinsteigern. Sondern im Gegenteil zumindest (mal mit mehr, mal mit weniger Erfolg) versuchen, die Nervosität abzulegen. Denn uns ist klar, dass der Vortrag nicht gut laufen wird, wenn wir auf der Bühne keinen geraden Satz herausbekommen. Zudem können wir den Umgang mit der Nervosität bei jedem weiteren Vortrag üben, und wenn unsere Motivation dazu nach jedem kleinen Erfolg noch gestärkt wird, dann fällt es uns irgendwann leicht, souverän auf der Bühne zu stehen. Bei Beziehungen denken wir nur sehr ungern daran, dass sich auch hier viel *lernen* lässt, nichtsdestotrotz trifft genau das zu. Und zwar nicht nur, was negative Gefühle angeht. Auch der Umgang mit vordergründig erst mal ziemlich angenehmen Gefühlen wie etwa Verliebtheit lässt sich lernen – in einem gesunden Maß halte ich das auch für sinnvoll.

#6: »Von einer offenen Beziehung profitiert doch meistens nur einer von beiden«

»Wenn du wüsstest, was ich heute beim Mittagessen für ein Gespräch mit anhören musste!«, sagt Oli und grinst frech. »Na sag schon«, entgegnet Nina, die Olis Strategie, sie auf scherzhafte Art neugierig zu machen, gleichzeitig liebt und hasst. »Okay, okay. Ich habe zwei Frauen zugehört, die so laut geredet haben, dass es sich nicht vermeiden ließ. Die wirkten auch etwas aufgebracht, und daher haben sie durch den halben Laden geschrien. Da war so Zeug dabei wie *Liebe ist, wenn Treue Spaß macht* und so. Das war echt gruselig! Und wenn ihre Partner mal fremdgehen würden, dann würden sie das offenbar niemals verzeihen. Ich hatte fast das Gefühl, die beiden hassen ihre Partner!«

»Ja, das ist eine gute Geschichte, so was Ähnliches habe ich auch schon mal mitbekommen.« Nina überlegt kurz. »Aber das ist noch nicht alles. Ich habe letzte oder vorletzte Woche ein Gespräch mitbekommen, wo es um einen Mann ging, den eine der Frauen kennengelernt hatte und der ihr auch von seiner offenen Beziehung erzählt hatte. Die haben auch ganz schön über den hergezogen. Tat mir fast leid, der Typ. Und das, obwohl er offenbar total ehrlich und nett war.« – »Und was genau haben die da so erzählt?« Oli ist offenbar neugierig geworden. »Na ja, die haben dem Mann unterstellt, dass er lügt und eigentlich gar nicht wirklich eine offene Beziehung führt. Sondern dass er stattdessen nur seine Frau betrügt und der anderen Dame das Blaue vom Himmel erzählt, um sie in die Kiste zu bekommen. Ich weiß nicht, so was gibt es sicherlich, aber wenn jemand doch von Anfang an mit so offenen Karten spielt, macht das irgendwie keinen Sinn. Das war echt eine pessimistische Runde!« Oli entgegnet trocken: »Also wenn das stimmen würde, wäre das Paar sowieso schnell von selbst gestraft, denn dass so was nicht lange gut geht ist mal klar. Aber mit was für eingeschränkten

Weltbildern Leute durch die Welt gehen, finde ich schon krass. Die müssen ja nicht selbst offen lieben, aber etwas Toleranz schadet vielleicht auch nicht.«

Natürlich gibt es Beziehungen, die von einseitiger Abhängigkeit geprägt sind. Zwei Klischees fallen uns sofort ein, hier das erste: Er mag sich nicht binden und ist eher aus Bequemlichkeit und natürlich wegen der täglichen Gelegenheit für Sex mit ihr zusammen. Sie ist so in ihn verschossen, dass sie fast blind ist für Liebe. Und auch blind für seine Lügen, mit denen er seine häufigen Seitensprünge verschleiert. Seit er sich die Story mit der offenen Beziehung ausgedacht hat, kriegt er andere Frauen dann auch reihenweise rum.

Aber auch in die andere Richtung gibt es ein Stereotyp: Der vielleicht gut aussehende, aber trotzdem schüchterne Nice Guy liebt seine Partnerin und trägt sie auf Händen. Diese ist allerdings ziemlich gelangweilt und hat schon lange jeden Respekt vor ihm verloren. Um ihm eine Reaktion abzufordern, die ihn in ihren Augen wieder besser dastehen lässt, testet sie die Grenzen ihrer Beziehung und geht irgendwann so offen fremd, dass er es mitbekommt. Aber auch seine Trauer über ihren Umgang mit ihm lässt sie kalt und führt noch eher dazu, dass sie sich weiter von ihm abwendet.

Wir müssen uns nun daran erinnern, dass es Klischees zwar auch in der Realität gibt. Aber zunächst eher selten, und darüber hinaus taugen Menschen, die sich in derartige Schwarz-Weiß-Situationen verirren, für die meisten sowieso nicht als Vorbild. Stattdessen könnte man auch hier den Eindruck bekommen, dass viele Ängste am Entstehen des Vorurteils beteiligt sind. Beispielsweise die Angst davor, selbst auf diese zugegebenermaßen üble Art und Weise ausgenutzt zu werden. Und vielleicht auch die Angst davor, mit dem eigenen Beziehungsideal konfrontiert zu werden, das ziemlich ungleichberechtigte Rollenverteilungen vorsieht.

Am besten nutzen wir dieses Vorurteil also, um etwas daraus zu lernen. Denn zuerst einmal kommt es jeder Beziehung zugute, wenn sich die Partner mit ihrer Gleichberechtigung auseinandersetzen. Oft finden sich hier Missverhältnisse aus Geben und Nehmen, die schleichend die Atmosphäre vergiften. Oder vielleicht sind die beiden Partner auch mit ungleichen Vorzeichen in die Beziehung gestartet, etwa, weil der eine Partner viel mehr Erfahrungen vorweist als der andere, der das nun gerne nachholen möchte, ohne die Beziehung zu beenden. Es kommt hier und da vor, dass ein Partner leidet und sich aus Verlustangst trotzdem weiter auf die Partnerschaft einlässt. Ein Leidensgrund kann natürlich die sexuelle Freiheit des Partners sein, die dieser vielleicht etwas arg ausnutzt und was dann dazu führt, dass sich der schwächere Part vernachlässigt und wenig wertgeschätzt fühlt. Die gleiche Dynamik kann sich aber auch in Situationen zeigen, wo Partner A sich ständig um die Katze kümmern muss und zu Hause bleibt, während Partner B sich ein schönes Leben macht und von einer Party zur nächsten zieht. Und vielleicht kümmert sich einer von beiden immer um alle Haushaltsaufgaben, während die andere Person es regelmäßig vorzieht, auf der Couch rumzulümmeln. Anstatt also in derart platte und stereotypisierende Vorurteile zu verfallen, ist es ratsamer, mit dem Partner einmal ein klärendes Gespräch zu führen. Es gibt hier eine sehr einfache Wunderfrage, die sich in fast allen Situationen hervorragend zum Gesprächseinstieg eignet: »Du Schatz, sei mal bitte ganz ehrlich, ich bin dir auch nicht böse: Wenn du eine Sache an unserer Beziehung ändern könntest, welche wäre das?«

#7: »In einer offenen Beziehung wird alles gevögelt, was nicht bei drei auf dem Baum ist«

»Weißt du, was ich mich manchmal frage?« Björn schaut Karla erwartungsvoll an. »Nein, schieß los!«

»Also ich finde ja, dass Nina und Oli das mit der offenen Beziehung recht gut hinbekommen. Aber es gibt ja auch noch andere

Leute, die so leben. Und ich frage mich, ob die das hauptsächlich deswegen machen, damit sie möglichst viel durch die Gegend vögeln können. Ich kann mir irgendwie nicht vorstellen, dass da alle so viel drüber nachdenken wie Nina und Oli.« *Karla scheint sich viele Gedanken über das Thema zu machen*, denkt Björn sich leicht beunruhigt, beantwortet aber dann die Frage: »Na ja, das kann schon sein. Vielleicht hängt das auch damit zusammen, wie wichtig Sex für die Leute ist. Ich mag Sex ja auch, aber mir reicht es definitiv wenn wir hier und da mal Sex haben. Man kann sich damit ja auch verrückt machen.«

»Wie grausam das wäre, stell dir mal vor, wir hätten eine offene Beziehung und ich würde abends nach Hause kommen. Du hättest dann Lust, ich bin aber viel zu erledigt und habe keine Lust, da ich gerade mit jemand anderem Sex hatte. Blöd oder?« Björn antwortet sehr bestimmt. »Ja, das fände ich tatsächlich ziemlich blöd. Aber deswegen führen wir ja auch keine offene Beziehung.«

»Ja klar, ich will das ja auch nicht. Für mich klingt das immer noch alles sehr beliebig und so, als ob das viel Nähe und Intimität zerstört. Wahrscheinlich ist es einfach eine Ausnahme, dass Oli und Nina damit klarkommen.«

In unserer Gesellschaft, in der man verhaftet wird, wenn man nackt über die Straße rennt, und in der es peinlich ist, andere beim Sex zu erwischen, kommt es gleichzeitig täglich vor, von leichtbekleideten Models auf überlebensgroßen Leinwänden erschlagen zu werden. Von den unglaublich gut besuchten Pornoseiten und Saunaclubs mal ganz zu schweigen. Wir bilden uns trotzdem gerne viel auf unsere sexuelle Selbstbestimmtheit ein, gerade im Vergleich zu anderen Nationen und Kulturen.

Und das nur, um sexuell aktiven Frauen bei jeder Gelegenheit vorzuwerfen, dass sie Schlampen seien, sexuelle Kontakte strikt ins Schlafzimmer des Paares zu verbannen … und um eben offenen Beziehungen vorzuwerfen, dass diese nur dazu da seien, um möglichst ungestört durch möglichst viele Betten zu hüpfen. Das klingt zwar krass, wenn ich es so gehäuft niederschreibe, aber tatsächlich sind das Gedanken, die im Laufe unseres Erwachsenwerdens jeden Tag im Hinterkopf lauern und uns dementsprechend stark beeinflussen. Vor diesem Hintergrund ist es auch nicht verwunderlich, dass die Fantasie mancher Mitmenschen etwas durchgeht, und aus der Möglichkeit, mit anderen Sex zu haben (die eine offene Beziehung nun einmal bietet), wird direkt das extreme Ausleben.

Dazu kommt noch, dass wir hier gerne vergessen, dass Sex in den meisten Beziehungen nicht das wichtigste Element ist. In offenen Beziehungen heißt das unter Umständen: Weder der Sex innerhalb der Beziehung noch die Freiheit, auch mit anderen Sex haben zu können, stehen ganz oben auf der Prioritätenliste. So soll es etwa langjährige offene Beziehungen geben, in denen es noch nie zum Ausnutzen der Freiheiten gekommen ist – und in denen es den Partnern trotzdem wichtig ist, sich die Freiheiten gegenseitig explizit zuzugestehen.

Mein Vorschlag wäre also, jedem Paar einfach selbst das Ausloten der Balance zu überlassen, wie oft Sex mit anderen stattfinden soll. Und selbst wenn es dann mal extrem wird: Solange alle Beteiligten damit einverstanden sind, ist ein Urteil Außenstehender weder angebracht noch in Ordnung.

#8: »Eine offene Beziehung hilft, wenn man sich noch nicht so sicher ist«

»Schatz, würdest du mich eigentlich heiraten?«, fragt Nina Oli, dem im Bruchteil einer Sekunde alle Gesichtszüge entgleiten. »Hä? Wie?« Mehr bringt er im Moment der Verwirrung nicht zustande. Und Nina ist auch noch so fies, zu lachen. »Keine Sorge, das sollte jetzt kein Antrag sein. Eher so eine theoretische Frage. Also: Würdest du es tun? Und wenn *ja* beziehungsweise *nein*, warum jeweils?« Oli hat die letzten zwei Atemzüge genutzt, um sich wieder einzukriegen, und denkt nun nach. Nein, Nina ist definitiv keine Frau, die das eine sagt und etwas ganz anderes meint. Ein gutes Zeichen. Oli beschließt, vorsichtig zu antworten: »Na ja, mir ist das ehrlich gesagt egal. Wenn wir da jetzt plötzlich Tausende Euro Steuern sparen würden oder wir Kinder hätten, dann würde ich das wohl machen, weil es viele Dinge vereinfacht. Aber ansonsten bin ich eher kein Fan der gesellschaftlichen Konvention. Und wenn ich das richtig in Erinnerung habe, bist du auch nicht gerade ein glühender Anhänger von *bis dass der Tod sie scheidet*, oder?«

Nina grinst. »Nein, das bin ich tatsächlich nicht. Ich habe hier nur gerade was über Bindungsangst gelesen, das ist ja gerade so in Mode. Und jetzt frage ich mich, ob das mit der offenen Beziehung vielleicht etwas zu tun hat.« – »Ach, das ist doch Quatsch. Ich habe total Lust, mit dir die nächsten Jahre oder Jahrzehnte zusammenzubleiben. Solange das gut funktioniert auch gerne für den Rest unseres Lebens, wobei man das ja nie wissen kann. Aber nur, wenn wir deswegen nicht heiraten wollen, haben wir doch keine Bindungsangst.« Nina überlegt kurz. »Vermutlich hast du recht. Manchmal habe ich wirklich das Gefühl, dass diese merkwürdigen Zeitschriften einem Probleme einreden wollen.« Nun ist Oli an der Reihe, zu grinsen. »Das hast du echt gut erkannt. Die wollen sich ja schließlich auch gut verkaufen.«

In manchen, oft etwas merkwürdigen Internetportalen wird Paaren, die sich noch nicht sicher sind, ob sie sich wirklich aneinander binden wollen, eine offene Beziehung empfohlen. Was höchstens auf den allerersten (und zugegebenermaßen wirklich nur oberflächlichen) Blick vielleicht noch etwas Sinn macht, ist aus meiner Sicht eher ein gefährlicher Irrweg. Aber vorab ein paar Gedanken zum Thema *Bindung*.

Trotz des Trendbegriffs *Bindungsangst*, der gerne für Mitglieder der Generation Y, also den Ende der Achtziger bis Anfang der

Neunziger Geborenen, verwendet wird, scheint sich niemand so recht Gedanken darüber zu machen, wovor man denn da genau Angst haben soll. Wenn ich persönlich an Bindung denke, fällt mir spontan immer eine Ziege an, die auf einer Wiese mit einem stabilen Seil an einen Holzpflock gebunden ist. Das arme Tier kann so nur im Kreis laufen, und das Gras in Reichweite ist bald auch vollkommen abgefressen – also ein eher deprimierendes Bild. Darüber hinaus klingt Bindung für mich (und sicher auch für viele andere) nach Unfreiheit, Verpflichtung und Enge. Nun ist aber natürlich klar, dass das Leben, genauso wie eine Beziehung, auch mal mit weniger schönen, aber nichtsdestotrotz wichtigen Seiten aufwartet. Aber wenn eine Beziehung darin bestehen soll, sich der Freiheit berauben zu lassen und sich zu Dingen zu verpflichten, deren Folgen so langfristig sind, dass sie sich unmöglich einschätzen lassen, dann empfinde ich Bindungsangst als etwas sehr Gesundes und Natürliches. Aber vielleicht hakt es dann auch eher am Beziehungsverständnis als an etwas wie Bindungsangst.

Mit dieser Deutung von Bindung kommen wir also, auch wenn das dahinter stehende Beziehungskonzept tatsächlich oft für Probleme sorgt, nicht weiter, wenn wir Bindungsangst erklären wollen. Stattdessen scheint es mir hier eher um das Nähe-und-Distanz-Thema zu gehen – in das vielleicht noch eine Art Verlustangst hineinspielt. Sprich: Wenn Oli beispielsweise wirklich unter Bindungsangst in diesem Sinne leiden würde, dann wäre er der Klammer-Typ, der Nina mit seinem Wunsch nach Nähe derart unterdrückt, dass dieser irgendwann nichts mehr übrig bleibt, als das Weite zu suchen. Der Grund für Olis Klammern wäre demnach die Angst, Nina zu verlieren, sobald er einmal zu viel Distanz zulässt – und gerade durch dieses Verhalten würde er Nina vermutlich endgültig verlieren.

Jetzt merkst du bei einem kurzen Vergleich vermutlich schon, dass das nicht nach den beiden Personen Oli und Nina klingt, die du bislang in diesem Buch kennengelernt hast. Und das hängt sehr eng damit zusammen, dass offene Beziehungen sicher alles andere als eine Hilfe sind, wenn Paare mit Nähe-Distanz-Themen, Bindungsangst und Klammereien zu kämpfen haben. Der Sinn dahinter erschließt sich recht schnell: Genau wie bei Eifersucht werden die Ängste und Befürchtungen von mindestens einem der Partner dann einfach viel zu häufig ausgelöst. Das führt in den meisten Fällen dann zu derart vielen Kommunikationsproblemen, dass aus der *offenen* recht schnell eine *nicht mehr vorhandene* Beziehung wird. Insofern wäre das ein weiteres Beispiel dafür, wie unsinnig oberflächliche und arg verallgemeinernde Lösungsstrategien à la *Du hast Bindungsangst? Dann führe doch eine offene Beziehung!* gerne sind. Ein sicher nachhaltigerer und effektiverer Weg wäre es stattdessen, sich die Lösung nicht von einem inhaltsleeren Label zu erhoffen, sondern sich stattdessen mit den eigenen Ängsten auseinanderzusetzen. Da das aber auch die deutlich unangenehmere Vorgehensweise ist, finde ich es verständlich, dass diese gerne verdrängt wird.

#9: »Wer Sex mit wechselnden Partnern hat, setzt sich einem hohen Gesundheitsrisiko aus«

Karla und Björn sitzen abends zusammen auf der Couch. Auf dem Tisch stehen ein paar Kerzen, Björn hat extra noch leise die Kuschel-Playlist angeschmissen und gerade zwei Gläser Rotwein nachgeschenkt. Ein entspannter Pärchenabend ist angesagt! Das Thema, das gerade beginnt, aufzuziehen, scheint dem Ambiente allerdings wenig angemessen. »Momentan hängen hier überall diese Werbeplakate, dass man bei Verdacht auf irgendeine Geschlechtskrankheit zum Arzt gehen soll. Das macht mich ja schon etwas unruhig.« Karla trinkt einen Schluck Rotwein. »Wie kommt's? Juckt's bei dir etwa auch im Schritt?«

Björn grinst breit zuerst das Weinglas in seiner Hand und dann Karla an. »Ach Schatz, hör auf, dich über mich lustig zu machen.«

»Ich mache mich nicht lustig, aber du hattest vor mir einen Mann, mit dem du geschlafen hattest. Und das war dein erster Freund, mit dem du fast zehn Jahre zusammen warst. Was soll da denn passiert sein?« – »Ja das weiß ich ja gerade nicht. Klar, unwahrscheinlich ist das schon. Aber wer weiß. Sag mal, hattest du eigentlich vor deiner ersten Beziehung auch noch mit anderen was?« Björn fällt, noch bevor er zur Antwort ansetzt, auf, dass Karla ihn etwas Derartiges tatsächlich noch nie gefragt hat. »Ich hatte mal mit einer Kommilitonin eine kurze Affäre. Aber da sie dann nicht mehr wollte, hatte sich das für mich recht schnell erledigt.«

Für einen kurzen Moment herrscht Stille. Dann sagt Karla nachdenklich: »Meinst du, es wäre sinnvoll, dass wir beide uns mal Blut abnehmen lassen für einen HIV-Test? Ist zwar unwahrscheinlich, dass wir was haben, aber da wir beide ja immer ohne Kondom Sex haben, ist es vielleicht besser, wenn wir auf Nummer sicher gehen, oder?« Björn nickt. »Klar, schaden kann so was nie. Ich rufe morgen früh direkt mal beim Arzt an und lass mir einen Termin geben. Weißt du, was ich mich gerade frage?« Karla schaut fragend zurück. »Was denn?«

»Also ich finde das schon sinnvoll, mal so einen Test zu machen, keine Frage. Aber ich finde auch, dass das Risiko bei uns echt klein ist, daher ist das für mich schon eher so eine Pro-forma-Sache. Ich frage mich aber, wie das bei Oli und Nina wohl so ist. Eigentlich müssen die das ja ständig machen, oder?« – »Na ja, aber die haben ja wohl auch nur Sex mit Gummi, zumindest mit anderen. Vermute ich zumindest mal.« Björn nickt wieder zustimmend und ergänzt: »Ja, dass die beiden mit anderen immer ein Kondom benutzen, davon gehe ich mal aus. Aber ein bisschen kompliziert ist das ja schon, man hat ja nicht immer nur unten rum Sex, ne …« Karla kann sich einen ihrer sympathischen, glucksenden Lacher nicht verkneifen. »Weißt du, das ist echt kompliziert bei Oli und Nina. Ich finde es gar nicht so schlimm, dass wir das alles etwas einfacher regeln.« Björn lächelt.

Das menschliche Gehirn ist wirklich nur sehr schlecht darauf vorbereitet, Risiken angemessen einzuschätzen. Zu oft kommen emotionale Impulse dazwischen. In einem Fall führen die dazu, dass wir definitiv vorhandene Risiken unter den Tisch kehren, zum Beispiel dann, wenn Leute vom Balkon in den Pool springen, die Distanz aber doch unterschätzt haben. Oder wenn ein Partner sich dem anderen gegenüber lange Zeit unmöglich verhält und sich denkt, dass dieser die Beziehung schon nicht beenden werde.

Im anderen Fall aber meinen wir, unglaubliche Gefahren zu sehen, wo diese tatsächlich sehr überschaubar sind. Das führt dazu, dass wir Angstgefühle verspüren, wenn wir darüber nachdenken, dass wir vom Blitz erschlagen oder von einem Räuber erschossen werden könnten. Und andererseits dazu, dass wir jeden Morgen seelenruhig in unser Auto steigen. Ungeachtet der Tatsache, dass das Auto um ein Vielfaches wahrscheinlicher zum Tod führt als jeder Blitz oder Räuber. Sich vor diesem Hintergrund die Frage zu stellen, wie wahrscheinlich es ist, sich mit einer sexuell übertragbaren Krankheit anzustecken, ist somit ein schwieriges Vorhaben. Und klar, bei dieser Frage sind die Zahlen zwar wichtig, weil sie einiges aussagen. Aber die Gefühle sollten wir nicht beiseite drängen, denn wenn wir *wissen*, dass der Sex gerade sicherer* ist, heißt das noch lange nicht, dass wir auch dabei Genuss *empfinden* können.

Kommen wir also mal auf die Überschrift zurück und halten ein paar Erkenntnisse fest. Ja, natürlich setzt sich jeder einem Risiko aus, der Sex mit mehreren Partnern hat. Und auch jeder, der Sex mit einem Partner hat, setzt sich einem (kleineren) Risiko aus. Ob das Risiko *hoch* (oder gar zu hoch) ist, muss jeder für sich selbst entscheiden. Es ist in jedem Fall höher, als wenn es bei einem Partner bleibt, dessen sexuelle Vorgeschichte man kennt und dem man vertraut. Aber, ein Kondom beim Verkehr einmal vorausgesetzt, das

* *Es heißt übrigens nicht ohne Grund »safer« Sex und nicht »safe« Sex: Ein Restrisiko bleibt auch bei der sichersten Verhütungsmethode!*

Risiko ist rein statistisch betrachtet immer noch eher klein. Um sich den Wahrscheinlichkeiten statistisch zu nähern – was Sinn macht, wenn du dich im Allgemeinen durch verlässliche Zahlen beruhigt fühlst –, bedenke Folgendes: Die Wahrscheinlichkeit, sich beim ungeschützten Sex mit jemandem anzustecken, der beispielsweise HIV-positiv ist, beträgt auch bei Weitem noch keine 100 Prozent. Ein Kondom verringert dieses Risiko nochmals, und wenn wir mehrere Zahlen, die deutlich kleiner als null sind, miteinander multiplizieren, dann wird das Endergebnis irgendwann ziemlich klein.

So klein es aber auch wird, das Risiko liegt niemals bei null Prozent. Ich empfehle daher jeder Person, die Sex mit wechselnden Partnern als Teil einer offenen Beziehung ausleben möchte, sich mindestens einmal mit der Möglichkeit zu konfrontieren, wie das weitere Leben aussieht, wenn es zu einer Infektion gekommen ist. Im Beispiel von HIV ist das sicher keine schöne Nachricht, aber dein Leben ist dann weder sofort beendet, noch verliert es auf einen Schlag alle positiven Seiten. Wenn du auf keinen Fall möchtest, dass es auch nur irgendeine Wahrscheinlichkeit für diesen Fall gibt, dann gibt es auch nur eine Lösung: enthaltsam leben und auf Sex verzichten! Bedenke bitte auch, dass es nicht nur HIV und auch nicht nur vaginalen Sex gibt. Die Wahrscheinlichkeiten einer Infektion variieren von Krankheit zu Krankheit und von Sexpraktik zu Sexpraktik. Die Wahrscheinlichkeiten sind übrigens auch je nach sexueller Praxis unterschiedlich. Wo ein HIV-Ansteckungsrisiko etwa bei ungeschütztem Analverkehr für den empfangenden Partner deutlich höher ist, sieht es bei ungeschütztem Oralverkehr wiederum ganz anders aus: Dort ist es niedriger, unter anderem, da der menschliche Speichel viele fremde Erreger abtötet und gleichzeitig weniger potenzielle eigene Erreger transportiert. Dennoch gibt es natürlich auch hier ein Risiko, sich mit bestimmten Krankheiten zu infizieren. Und die Überlegung, auch hier etwa durch die Verwendung eines Kondoms (lieber mit Geschmack!) oder eines Lecktuches für mehr Sicherheit zu sorgen, macht Sinn.

Trotzdem ist es sicher auch unangemessen, Gefahren unnötig aufzuspielen. Denn geschützter Sex mit vertrauenswürdigen und gut bekannten Mitmenschen trägt für die meisten ein überschaubares und tolerierbares Risiko mit sich. Im besten Fall findet daher auch ein offener Austausch über die sexuelle Vorgeschichte der beteiligten Personen statt – der der Harmonie im Freundes- und Bekanntenkreis zuliebe natürlich auch anonym stattfinden darf.

Ich schlage daher abschließend vor, dass du die verschiedenen Wahrscheinlichkeiten einmal recherchierst. Du wirst im Netz recht schnell auf Zahlen stoßen – ich denke, es ist weniger relevant, ob die nun zu 100 oder nur zu 90 Prozent akkurat sind, in der Regel sind sowieso Wahrscheinlichkeitsbereiche angegeben. Aber mach dich schlau, bei welcher Kombination aus Krankheit und Praktik welches Risiko besteht, und entscheide im Einzelfall, ob das für dich tragbar ist. Ich erledige diese Aufgabe hier nicht für dich, da ich kein Mediziner bin und natürlich auch nicht die Verantwortung für deine sexuelle Gesundheit trage. Eine gute erste Anlaufstelle ist etwa das Online-Beratungsportal *Gib Aids keine Chance*, auf dem es nicht nur um Aids, sondern auch um andere sexuell übertragbare Krankheiten (STIs) geht. Wenn du einen fähigen Arzt kennst, hilft dieser sicher auch weiter, meiner Erfahrung nach überfordert das allerdings den durchschnittlichen Hausarzt.

#10: »Das funktioniert doch nur für Hipster in Berlin«

Oli ist gestern von einem kurzen beruflichen Ausflug nach Berlin zurückgekommen. Er schätzt die Ausflüge in die Hauptstadt, bemerkt aber auch immer wieder, dass vieles dort etwas anders läuft als im Rest der Republik. Abends sind er und Nina gemeinsam essen, und sie will wissen, was er auf der Reise erlebt hat. »Nein, Sex mit anderen hatte ich nicht, dazu war wirklich keine Zeit da. Aber interessant ist es schon immer, wenn auch etwas wuselig. Ich finde, dass die Stadt eine ungeheure Kreativität ausstrahlt. In Berlin ist immer was los, zu jeder Tages- und Nachtzeit. Auf der anderen Seite habe ich das Gefühl, dass alle dort ständig über große Pläne reden, aber kaum jemand mal wirklich produktiv ist. Ach ja, und auf Partys ist es offenbar ziemlich üblich, sich Pillen einzuschmeißen und Sex zu haben. Die haben da irgendwie auch alle 'ne offene Beziehung, scheint da fast normal zu sein …«

Nina, die bislang ihre Pasta genossen hat, hört gleichzeitig zu und schaut Oli bei seinem letzten Satz interessiert an. »Okay, das ist ja spannend. Ich habe immer den Eindruck, dass wir hier voll die Exoten sind.« Oli schüttelt den Kopf. »Ich habe jetzt natürlich nicht mit allen Berlinern gesprochen, aber ich bin an allen drei Abenden mit einem guten Kollegen, der auch ziemlich kommunikativ ist, durch ein paar Bars gezogen und habe mit echt vielen Leuten gequatscht. Das Lustige war, dass die das da auch schnell und ohne Vorbehalte erzählen. Ich weiß gar nicht, wie oft mir ein Mädel das schon nach fünf Minuten erzählt hat. Gut, wie es bei den Männern so steht, kann ich natürlich nicht beurteilen. Das war in den Gesprächen eher nicht so relevant.« Oli grinst, und auch Nina muss lachen. »Ach komm, ein kleiner Ausflug in die andere Richtung wäre doch auch mal was. Sagst du doch selbst ständig, immer mal was Neues ausprobieren!« Oli wird bewusst, dass Nina ihn gerade neckisch mit seinen eigenen Waffen schlägt, und zieht eine Schnute. Darüber können sich die beiden ein herzhaftes Lachen nun wirklich nicht mehr verkneifen.

Es gibt natürlich Personengruppen, denen man das Führen einer offenen Beziehung eher zutraut als anderen. Ganz vorne auf der Liste sind neben Berliner Hipstern vor allem Prominente und Künstler, denen wir in unserer Tradition grundsätzlich etwas mehr Narrenfreiheit zugestehen. Mir fallen spontan immer Otto Waalkes, Will Smith und Nena ein. Anders sieht das bei dem gesetzestreuen, in unserer Vorstellung gerne leicht spießigen Normalo aus. Auch von dem verbeamteten Sachbearbeiter, der stramm aufs Rentenalter zusteuert, erwarten wir eher ein konservatives Liebesmodell. Stattdessen scheint eine offene Beziehung eher zu den Lebensumständen von jungen Leuten und Studenten zu passen. So weit zumindest die gängige, intuitive Vorstellung eines Pärchens, das in freier Liebe zusammenlebt.

In der Realität sieht es freilich anders aus. In meinen Coachings bearbeiten wir beispielsweise häufig Anliegen vor dem Altershintergrund 50 plus. Ob das daran liegt, dass die heutige Jugend wieder zu eher konservativen Werten neigt, oder ob die Midlife-Crisis zu großer Experimentierfreude führt, könnte man im Rahmen einer sozialpsychologischen Studie klären. Fakt ist aber, dass sich offene Beziehungen natürlich – sicherlich mit bestimmten, leider nicht gut erforschten Schwerpunkten! – durch alle Altersschichten ziehen. Und auch wenn die Stadt Berlin mit ihrem Motto *arm, aber sexy* sicher nicht die schlechtesten Voraussetzungen bietet, gibt es generell ein paar Umweltbedingungen und andere Faktoren, die offene Beziehungen begünstigen.

Zunächst einmal initiieren Menschen eine offene Beziehung, etwa in Form eines Vorschlags an den Partner, dann, wenn sie stark motiviert sind. Vielleicht hat *sie* jemanden kennengelernt, will *ihn* aber trotzdem nicht verlassen – auf der Suche nach Alternativen stößt sie dann vielleicht im Internet auf einen Artikel oder im Buchhandel auf einen Ratgeber. Damit aus dem Vorschlag auch ein Versuch entsteht, braucht es dazu noch ein Umfeld, das tolerant und aufgeschlossen ist. Das beginnt beim Partner, der für das Thema grundsätzlich offen sein muss, und wenn der eine oder andere Freund für wertungsfreie Gespräche zur Verfügung steht, ist das natürlich auch hilfreich. Darüber hinaus ist für Beziehungsexperimente meistens eine gewisse Reife und Lebenserfahrung notwendig. Tatsächlich steht diese nicht immer in direktem Verhältnis zum tatsächlichen Alter der Person – ob die besagten Berliner Hipster daher eher das Nachsehen oder gar einen Vorteil haben, bleibt fraglich. Halten wir fest: Auch wenn ich selbst auf meinen eigenen beruflichen Ausflügen nach Berlin tatsächlich ähnliche Erfahrungen gemacht habe wie Oli, stammen viele meiner Klienten auch aus sehr kleinen Städten, verstreut über ganz Deutschland, Österreich und die Schweiz. Wenn du also vorhast, offen zu lieben, dann lass dich bitte nicht davon abhalten, falls du die 50 hinter dir hast und auf einem ländlichen Dorf lebst.

#11: »Nur Chaoten lieben offen«

Steffens Morgen auf der Arbeit war anstrengend. Ständig flatterten wichtige E-Mails rein, und wie das bei Führungskräften in Konzernen so ist: Auch diverse Mitarbeiter stürmen sein Büro gerne mit Fragen und der einen oder anderen Bitte nach einer Unterschrift. Steffen schafft es also eigentlich nur dank seiner ziemlich strukturierten Arbeitsweise, seinen Workload zu bewältigen. Daher beschließt er an diesem Tag, sich eine etwas ausgedehntere Mittagspause zu gönnen. Da die Werbeagentur, in der Tanja als Projektmanagerin arbeitet, gleich um die Ecke liegt, haben die beiden beschlossen, sich auf einen entspannten Lunch zu treffen. Als beide beim Thailänder um die Ecke sitzen und auf ihr Curry warten, gibt es mal wieder nur ein Gesprächsthema.

»Manchmal frage ich mich ja schon, wie Oli und Nina das machen. Ich bin froh, dass wir jetzt gerade etwas Auszeit haben, und wenn ich mir vorstellen würde, dass ich mich heute Abend nach der Arbeit noch auf ein Date schleppen müsste …« Tanja, deren Vormittag bislang auch recht kräftezehrend war, schüttelt den Kopf und ergänzt: »Ne, das wäre mir echt zu stressig. Da mache ich lieber was Entspanntes mit dir!« Steffen nickt bedächtig, und bevor er etwas erwidern kann, wird schon das Essen gebracht. Nachdem beide genussvoll einen ersten Happen probiert haben, sieht Steffen schon deutlich entspannter aus.

»Ja, das stimmt wohl. Aber so wie ich das bei den beiden mitbekommen habe, gibt es da wohl mal Phasen, in denen sie sich viel mit anderen treffen, und auch entspanntere Zeiten. Jeden Tag könnte ich mir das auch nicht geben, aber hier und da wäre es schon möglich. Man könnte sich ja auch wie wir jetzt hier mal mit Leuten in der Mittagspause treffen. Zumindest, wenn einer von uns beiden es nicht schaffen sollte«, ergänzt er schnell und zwinkert Tanja zu, die direkt versucht hat, ihn mit ihrer aufgesetzt-empörten Miene zu veralbern. Sie beschließt, noch einen draufzusetzen: »Wäre ja eigentlich sogar ganz praktisch, so oft, wie du keine Zeit hast, weil die Mittagspause mal wieder wegfallen muss.« Tanja grinst nun. »Hey, das ist fies! Du hast auch nicht immer Zeit für einen gemeinsamen Lunch«, erwidert Steffen und zieht eine Schnute. Tanja beugt sich über den Tisch und drückt ihm, noch bevor er die nächste Gabel von seinem Curry in den Mund stecken kann, einen Kuss auf die Wange. »Ach Schatz, ich mach doch nur Spaß. Und ich liebe unsere heißen Lunch-Dates!« Beide schauen sich liebevoll an und widmen sich nun endgültig konzentriert dem leckeren Essen.

Viele denken bei freier Liebe immer noch an eine Art Hippie-Kommune, in der ein Tagesablauf eher nicht existiert und in der die Bewohner sich hier und da einmal *einen durchziehen*, dann etwas Sex haben und abends bei sphärischen Gitarrenklängen zusammensitzen. Abgesehen davon, dass ich gerne jedem diesen Lebensentwurf gönne, wird das für die meisten Menschen zu unproduktiv und sinnlos sein. Aber: Es entspricht auch nicht der Realität. Dass nicht nur Hippster in einem Umfeld, das alternative Lebensentwürfe begünstigt, offen lieben, haben wir bereits im letzten Kapitel gesehen. Aber genauso selten führen Menschen offene Beziehungen, die planlos, unstrukturiert und chaotisch durchs Leben wandeln.

Das macht auch Sinn, denn dafür ist die Organisation einer offenen Beziehung zu komplex. Nicht nur ganz pragmatische Fragen, wie etwa wer wann mit wem wie viel Zeit verbringt, müssen geklärt werden. Auch das Gefühls- und Beziehungsmanagement kostet Zeit und Energie – wer hier gut organisiert ist, liegt klar im Vorteil. Wir haben das bereits im Gespräch mit Jörg gesehen, bei dem es ja sogar um mehrere Beziehungen inklusive Partnern, Kindern und Wohnsitz geht, die alle »verwaltet« werden müssen. Wer da in den Tag hineinlebt und eine Aversion gegen planvolles Vorgehen hat, wird schnell scheitern. Stellen wir uns nur einmal vor, dass Oli und Nina plötzlich völlig ohne groben Plan im Hinterkopf an die Sache herangehen. Oli würde sich vielleicht weiter täglich mit anderen Frauen treffen. Wenn er zum Chaoten mutierte, dann würde er hier und da Dates einfach verschlafen, was die anderen Frauen vermutlich wenig zu schätzen wissen und ihn abservieren. Was ihn wiederum frustrieren würde. Das wiederum würde sich auf Nina auswirken, die nun nicht nur weniger von ihm hat (da er ja ständig versucht, sich mit anderen zu treffen), sondern ihn an den seltenen gemeinsamen Abenden auch noch als Partner erlebt, der ausgesprochen frustriert ist. Wenn es diese gemeinsamen Abende denn überhaupt gibt – denn wenn Nina sich ebenso planlos verhalten würde, dann wäre die Terminplanung der beiden so katastrophal, dass sie am Ende womöglich oft alleine zu Hause sitzt. In dieser Situation entstehen also viele Faktoren, die die Gefahr für ein Scheitern der Beziehung unmittelbar erhöhen.

Daher wundert es mich auch nicht, dass ich sowohl beruflich als auch privat fast ausschließlich offene Beziehungen kennengelernt habe, in denen die Partner gut organisiert und planvoll vorgegangen sind. Das muss nicht heißen, dass es gar keine unstrukturierten Menschen gibt, die sich an eine offene Beziehung wagen. Aber wir haben ja bereits in allen Gesprächen des ersten Kapitels gesehen, dass die Partner sehr viel und offen miteinander reden und dabei auch Ziele, Pläne und gemeinsame Lösungen nicht ausklammern.

#12: »Offene Beziehungen sorgen dafür, dass unsere Werte verkommen«

Nina und Tanja haben endlich einmal Zeit gefunden, einen Abend zu zweit zu genießen, und sitzen nun in ihrer Lieblingsbar. Das Besondere an diesem Ort ist, dass das Publikum dort immer ausgesprochen gemischt ist und man so die Gelegenheit bekommt, Leute zu treffen, die man in den meisten anderen Situationen gar nicht wahrnehmen würde. Somit versammelt sich im gemütlichen Ambiente dort eine bunte Mischung aus Studenten, Berufstätigen mittleren Alters und Best Agern. Oft wird es daher spannend, aber heute Abend brodelt es in Nina eher. Denn sie kann sich bereits seit einigen Minuten nicht mehr allzu gut auf ihr Gespräch mit Tanja konzentrieren, die mal wieder versucht, ihr Infos aus dem Nähkästchen der offenen Beziehung zu entlocken. Der Grund für ihre Konzentrationsschwierigkeiten liegt im Gespräch des Nachbartisches, wo sich drei Single-Damen in gut wahrnehmbarer Lautstärke über ihre letzten Eroberungen austauschen.

Na ja, was heißt Eroberungen: Eigentlich geht es bei deren Gespräch vor allem darum, die gesamte Männerwelt schlechtzureden und in konstanter Manier die Verantwortung für schreckliche Dates auf andere zu schieben – so zumindest Ninas zugegebenermaßen etwas subjektiver Eindruck. Aber die Gesprächsfetzen, die sie wahrnimmt, scheinen ihr durchaus recht zu geben:

»… und als er so meint, dass wir ruhig Sex miteinander haben können, weil er mit seiner Freundin eine offene Beziehung führt, meine ich nur so zu ihm, ich kotze gleich. Ich habe ihm dann erst mal einen Vortrag darüber gehalten, dass eine Beziehung ohne Treue und Vertrauen ja wohl vollkommen wertlos ist und ich sicher nicht mit jemandem in die Kiste springe, der so unreife Ansichten hat …«

Nina beschließt, das Gespräch mit Tanja kurz zu unterbrechen. »Du, sorry, aber ich muss gerade immer den Tussis am Nebentisch zuhören, weil die so einen unglaublichen Quatsch von sich geben. Hast du gehört, was die eine gerade gesagt hat?« Tanja nimmt Nina den spontanen Themenwechsel weitaus weniger übel, als Nina befürchtet hatte, leistet sich aber dennoch eine kleine Stichelei: »Ne, ich war ja gerade damit beschäftigt, dir was voll Persönliches von meiner Beziehung zu erzählen, aber ich kann schon verstehen, dass der Trash-Talk von nebenan für dich spannender ist.« Sie grinst frech und so charmant, dass auch Nina sich spontan wieder etwas beruhigt. »Jaaa, tut mir leid! Aber die regen sich gerade so dermaßen unreflektiert über einen Typen auf, der wohl eine offene Beziehung führt, dass ich an der Intelligenz der Menschheit zweifle. Ich kann ja verstehen, dass das Dating-Leben als Frau nicht immer ganz unkompliziert ist, und ja, da draußen laufen auch viele echt merkwürdige Typen rum. Aber ich kann doch nicht alle Männer in Sippenhaft nehmen. Und dann einem Mann, der schon so ehrlich ist und mir vor dem Sex sagt, dass er eine offene Beziehung führt und eine Freundin hat, so anfahren und dermaßen unfair zu ihm sein.«

Nina schüttelt den Kopf, und Tanja bemüht sich, ihr beizupflichten, da sie genau weiß, wie schnell Nina sich bei solchen Aussagen angegriffen fühlt. »Ja, das ist wohl etwas undifferenziert. Ich kriege bei so selbstgerechten Leuten auch immer die Krise. Aber was willst du machen, es können nicht alle so viel nachdenken wie wir, und ich selbst war da tatsächlich auch mal nicht besser!« – »Ja, Tanja, aber damals warst du zwölf und nicht Ende 20 wie diese merkwürdigen Personen am Nebentisch. Ich sag ja, wir beide haben ja auch schon viele Männer kennengelernt, die nicht so das Gelbe vom Ei waren. Aber wenn man sich davon sein Männerbild so krass versauen lässt wie bei denen, dann gute Nacht. Wie wollen die bitte schön irgendwie noch mal eine glückliche Beziehung führen? Wenn die alle Annäherungsversuche einfach in so dummen Vorwürfen ersticken, dann brauchen die sich nicht zu wundern, wenn irgendwann kein Mann mehr Lust auf ein solches Drama hat.« Tanja hat bislang zugehört, beschließt aber, das Gespräch nun wieder in Richtung der eigenen Themen zu lenken, die sie auch deutlich positiver und konstruktiver findet. »Nina, du hast vollkommen recht. Aber wir wissen beide, dass die Mädels da sich so bald nicht ändern werden und vermutlich noch ein paar weitere schlechte Erfahrungen machen werden müssen, bis sie erkennen, dass das Problem doch bei ihnen selbst und nicht bei allen anderen Menschen dieser Welt liegt. Wenn du Lust hast, mir weiter zuzuhören, dann würde ich zumindest mal meine Geschichte von eben zu Ende bringen. Darf ich?« Tanja guckt kurz schuldbewusst und drückt ihrer Freundin einen Kuss auf die Wange. »Sorry, Schatz, du hast wie immer vollkommen recht. Ich bin jetzt ganz bei dir, schieß los!«

Wer den Verfall von Werten kritisiert und dem Schema *früher war alles besser* folgt, der handelt vermutlich vor dem Hintergrund einer unbestimmten Angst. Die Damen im Beispiel oben verhalten sich – so unfair Nina das vielleicht auch vorkommt – zwar nicht besonders rational und klug, aber durchaus nachvollziehbar. Wer als Single-Frau auf Partnersuche zum zehnten Mal in Folge hört, dass der Mann doch eher nur an Sex und vielleicht noch an einer Freundschaft plus interessiert ist, der könnte aus Frustration schon mal fies werden und sich über alle Männer beschweren, die immer nur das eine wollen. Wenn dieser zehnte Mann jetzt aber, abgesehen davon, dass er Sex sucht, auch noch von seiner offenen Beziehung erzählt, dann hat das zwei weitere Folgen: Erstens ist das bisweilen verfolgte, mehr oder weniger bewusste Ziel der Frau, ihn später doch noch von einer Beziehung überzeugen zu können, endgültig hinfällig. Denn dass er *seine Freundin*, die ihm das Recht zugesteht, auch mit anderen schlafen zu können, für *sie* verlässt, die da deutlich konservativere Ansichten hat, das scheint wirklich unwahrscheinlich. Und zum anderen kann sich in ihr die Befürchtung breitmachen, dass in naher Zukunft alle Männer nur noch offene Beziehungen führen wollen – für sie dann die absolute Horrorvorstellung, da sie ihre Vorstellungen von Treue und Vertrauen noch nie genauer hinterfragt hat.

Jetzt ist es natürlich absolut legitim, mit einem Partner nur in einer monogamen Beziehung zusammenleben zu wollen. Und natürlich werden nicht plötzlich alle Männer, die in puncto Beziehungen traditionelle Vorstellungen haben, entweder aussterben oder zwangsbekehrt werden, aber auf einer emotionalen Wahrnehmungsebene kann genau diese Vorstellung natürlich zuschlagen und dann diffuse Angst- und Bedrohungsgefühle hervorrufen. Wenn der Ursprung dieser Gefühle dann nicht reflektiert wird, macht sich Unmut breit, der dann so lange brodelt, bis er sich über dem nächsten armen Mann entlädt, der sich dann als Stellvertreter des Feindbildes entpuppt.

Aber natürlich verallgemeinere ich hier zu Anschauungszwecken auch etwas. Und es ist hier auch sicher nicht mit einer einseitigen Betrachtung getan. Schließlich ist ein Großteil der Männer in diesem Land ebenso von konservativen Beziehungsmodellen überzeugt, und die eben geschilderten Beschwerden sind, vielleicht mit etwas anderen Nuancen, was Inhalt und Tonfall angeht, genauso in einem Gespräch unter Männern denkbar.

Wir können hier also festhalten: Sicher wird die bloße Existenz von Paaren, die offen lieben, nicht dafür sorgen, dass Vertrauen und Treue als Werte aufhören, zu existieren. Stattdessen sorgen alternative Beziehungsmodelle – wie übrigens neue Trends und Entwicklungen im Allgemeinen! – dafür, dass althergebrachte Wertvorstellungen überdacht werden müssen. Im Optimalfall macht die betreffenden Personen das ein Stück weit schlauer und ermöglicht es, sich bewusst für oder gegen das Modell zu entscheiden, dieses aber gleichzeitig trotzdem auf eine angemessene Art und Weise in das eigene Weltbild einzuordnen.

Trotzdem werden unsichere Zeitgenossen offene Beziehungen aber durchaus als Bedrohung empfinden und dementsprechend extrem reagieren. Daher wird jeder in einer offenen Beziehung auch mit einer fast hundertprozentigen Wahrscheinlichkeit mit derartigen Vorwürfen konfrontiert werden. Aber das ist kein

Grund, den Kopf in den Sand zu stecken. Und es wird auch niemand gezwungen sein, andere Menschen in Bezug auf deren Beziehungsvorstellungen zu missionieren, keine Sorge! Aber dazu, also zum Umgang mit Außenstehenden, folgen im nächsten Kapitel weitere Informationen.

IV.

Warum überhaupt offen lieben?

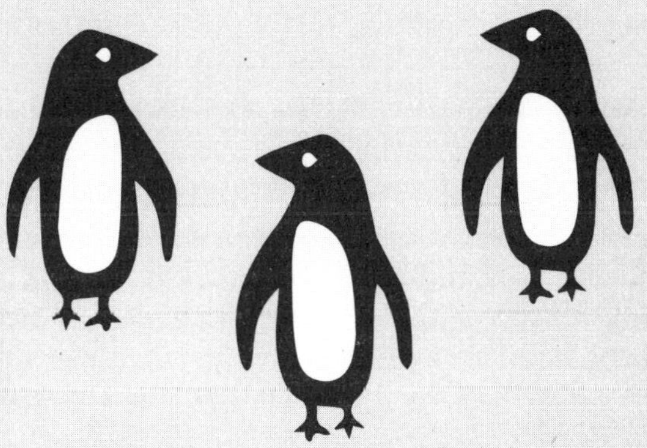

Steffen und Tanja liegen gemeinsam im Bett und sind gerade aufgewacht. Am letzten Abend waren die beiden auf einer Geburtstagsfeier bei Freunden – dementsprechend beschließen sie, noch etwas im Bett zu bleiben und den gestrigen Abend noch einmal Revue passieren zu lassen. »Das war ja schon eine ordentliche Sause gestern Abend«, murmelt Steffen noch halb verschlafen, schafft es aber trotzdem schon, Tanja anzulächeln. »Ich werde definitiv nie wieder Alkohol anrühren!« Tanja kann sich ein Grinsen nicht verkneifen. »Ja, ich mach mit! Nie wieder und bis nächstes Wochenende, da hat nämlich Nina Geburtstag. Aber danach dann definitiv wirklich nie wieder!«

»Oh ja! Nina … die hatte gestern auch gut Spaß.« Steffen macht eine kurze Pause. »Also ich finde das ja immer etwas merkwürdig. Sobald sie mal ohne Oli auf einem Geburtstag ist und etwas getrunken hat, drückt sie ja schon ganz schön auf die Tube.« – »Wie genau meinst du das?«, fragt Tanja. »Na ja, gestern Abend war sie anderen Männern gegenüber erst ganz schön anhänglich, und dann habe ich sie für ungefähr eine Stunde nicht gesehen. Und zufälligerweise war der Gastgeber in der gleichen Zeit auch nicht auffindbar. Ich weiß nicht, wenn ich jetzt Oli wäre und mir dann jemand so was erzählen würde, ich würde mich ja schon etwas merkwürdig fühlen. Ob es das bisschen Spaß zwischendurch wert ist, sich schlecht zu fühlen?« »Hm, gute Frage«, entgegnet Tanja. »Ich denke, man muss sich halt genau überlegen, was man will und was einem wichtig ist. Dass die Leute in so einem Fall auch schon mal anfangen zu reden, ist ja irgendwie klar. Mir ist aber ehrlich gesagt mittlerweile egal, was andere über mich denken. Ich will glücklich sein und das machen, was mir guttut.« Steffen denkt noch nach, also holt Tanja noch weiter aus. »Ich kann Nina verstehen. Sie ist jetzt schon so lange mit Oli zusammen, und dass sie da irgendwann mal wieder neugierig ist, wie es mit anderen so ist, wundert mich jetzt nicht so. Ich meine, ich liebe dich, und ich würde mit niemandem anderen zusammen sein wollen. Aber um ehrlich zu sein, bin ich nicht so ganz davon überzeugt, dass man ein Leben lang nur eine Person lieben kann. Und du redest ja auch schon mal davon, dass du den Gedanken komisch fändest, wenn du dein ganzes Leben lang nur noch mit mir schlafen würdest.« Da Steffen auf diese Ausführungen nicht direkt eine kluge Antwort parat hat, beschließt er, Tanjas Worte einfach noch ein wenig wirken zu lassen und dabei weiter die morgendliche Ruhe zu genießen …

Nicht nur Tanja und Steffen beschäftigt die Frage, inwieweit es möglich ist und inwiefern es Sinn macht, die Entwicklung der eigenen Gefühle bis weit in die Zukunft hinein vorauszusagen. Und davon abgesehen fordern unsere Emotionen uns ja häufig genug auch bereits in der Gegenwart. Wir können also bei einer kritischen Selbstbetrachtung direkt im Hier und Jetzt anfangen. Die eigene Beziehung verdient aus meiner Sicht auch etwas Aufmerksamkeit, und auch wenn das für viele Menschen anfangs ungewohnt ist, wirkt es doch häufig sehr erfrischend, mal Klartext zu reden. Um in diesem Zusammenhang nun zu verstehen, in welchem Fall eine offene Beziehung Sinn macht und wann eine Alternative vielleicht die bessere Entscheidung wäre, hilft es, sich mit üblichen Motivationen zu beschäftigen, aus denen heraus Menschen sich für ein unkonventionelles Liebesmodell entscheiden. Ich habe daher unter häufigen Begründungen eine subjektive Auswahl getroffen, der wir uns mithilfe einiger Fragen nähern werden.

#1: Kann der Mensch monogam leben?

»Menschen sind einfach nicht dafür gemacht, dauerhaft monogam zu leben.« Oli hockt gerade mit ein paar alten Kumpels rum, und in den letzten fünf Minuten ist das Pokerspiel, um das es eigentlich gehen soll, immer weiter in den Hintergrund gerückt. »Oli, nur weil du es plötzlich toll findest, dass deine Frau Sex mit anderen Männern hat, heißt das ja wohl nicht, dass wir das alle auch so sehen müssen. Meinst du nicht auch?« – »Nein, das meine ich nicht, und darum geht es mir auch gar nicht. Natürlich ist es möglich, monogam zu leben. Aber sehr natürlich ist es für den Menschen nicht. Das findet man beispielsweise sehr leicht heraus, wenn man sich die nächsten biologischen Verwandten des Menschen anschaut. Das sind nämlich die Bonobos, und die leben in kleinen Gruppen zusammen, in denen jeder Sex mit jedem hat. Übrigens geschlechterübergreifend!«

»Oh, muss ich mir jetzt Sorgen machen?«, kommt es vom anderen Ende des Tisches, und in diesem Moment wird Oli klar, dass es bei langjährigen Freundschaften vorkommt, dass sich die Ansichten der Freunde auseinanderentwickeln. Denn Oli findet derartige homophobe Sprüche nicht cool, auch dann nicht, wenn sie spaßig gemeint sind. »Nein, du musst dir keine Sorgen machen, denn erstens habe ich da noch keine Erfahrungen, und selbst wenn, dann habe ich immer noch Geschmack!« – »Wow, gut gekontert!«, kommt es wieder zurück. Oli führt seine kurze Lektion in Sachen Anthropologie fort: »Mit Bonobos teilen wir über 99 Prozent unserer DNA, das lässt schon ziemlich tief blicken!« – »Aber Oli, du willst doch nicht ernsthaft behaupten, dass wir uns jetzt alle wie Affen verhalten sollen, oder? Ich meine, wir sind unseren Instinkten ja nicht schutzlos ausgeliefert!« Oli überlegt kurz. »Nein, das sicher nicht. Und gerade deswegen könnten wir unsere Eifersucht ja hier und da auch mal überwinden und aufhören, unsere Beziehungen vor allem über Verbote zu definieren.« Oli macht eine kurze dramaturgische Pause, allerdings wird ihm in diesem Moment klar, dass hier einfach zu verschiedene Weltbilder aufeinanderprallen. Und eine leise Stimme in ihm spricht sich auch sehr klar dafür aus, dass es durchaus in Ordnung ist, eine Meinung zu vertreten, die nicht der seinen entspricht. »Wisst ihr was, Jungs? Ich erhöhe und setze alles. All-In!« Die Runde findet nun über ein gemeinsames Lachen wieder zusammen und nimmt Olis diskretes

Friedensangebot an. Der spannende Poker-Abend scheint somit vorerst gerettet zu sein.

Wer sich gerade beim empfindlichen und persönlichen Thema Beziehung weit aus dem Fenster lehnt, handelt sich sehr schnell (und möglicherweise nicht ganz unberechtigt) den Unmut seiner Mitmenschen ein. Denn natürlich definiert hier jeder für sich selbst beziehungsweise gemeinsam mit dem Partner die Spielregeln der Beziehung.

In diese Frage spielt eine sehr alte Forschungsfrage mit hinein, die vielen als Nature-Nurture-Debatte (deutsch: Natur-Umwelt) bekannt ist. Nach wie vor ungeklärt ist in dieser Diskussion, wie im Detail die beiden Faktoren Biologie und Soziologie menschliches Verhalten determinieren. Glücklicherweise gibt es mittlerweile so gut wie keine renommierten Wissenschaftler mehr, die sich konsequent auf eine der beiden Seiten stellen – denn auch hier liegt nahe, dass extreme beziehungsweise einseitige Erklärungsmodelle gegenüber ausgewogeneren Ansätzen einfach zu viele Schwächen besitzen. Es geht also immer um eine Relation und um die Frage, *in welchem Maße* die Natur und *in welchem Maße* die Umwelt uns beeinflussen – dass beide Faktoren einen Einfluss haben, ist hingegen unbestritten.

Die Art, wie wir von beiden Seiten geprägt werden, scheint uns dabei auch ohne wissenschaftliche Betrachtung recht klar zu sein. Trotzdem lohnt ein Blick in die eine oder andere fachlich angehauchte Lektüre. Wie etwa der amerikanische Psychologe Christopher Ryan in seinem viel beachteten Werk *Sex at Dawn* anschaulich belegt, steckt in uns nach wie vor die Biologie von zigtausend Jahre alten Jägern und Sammlern. Evolutionsbiologische Erkenntnisse, denen zufolge Eifersucht und Zweierbeziehungen sich im Laufe menschlicher Entwicklung aus biologischen Gründen durchgesetzt hätten, widerlegt er ausgesprochen nachvollziehbar und kommt so zu dem Schluss, dass Menschen von Natur aus nicht monogam seien.[3] Stattdessen läge uns biologisch noch am ehesten ein Verhalten, in dem wir in kleinen Gruppen mit weniger als 50 Beteiligten zusammenleben, in denen jeder jeden kennt. Sexuelle Kontakte seien in diesem Rahmen jederzeit möglich und fänden demnach nur in gegenseitigem Konsens statt, sehr häufig auch von Frauen initiiert. Promiskuität sei in solchen Gruppen aber nicht zwanghaft, stattdessen mag es auch in diesem prähistorischen sozialen Umfeld das eine oder andere eher monogam lebende Paar gegeben haben.

In unserer Umwelt sind wir hingegen sehr stark von gesellschaftlichen Normen und Rollenvorbildern geprägt, die uns durch Erziehung und andere Lernerfahrungen vermittelt werden. Auch hier ist die Sachlage klar: Seit vielen Jahrzehnten ist der »geforderte« Standard bei uns die monogame Paarbeziehung. Natürlich heißt von einer Norm zu sprechen noch lange nicht, dass es dazu keine Ausnahmen oder impliziten gegenläufigen Normen gäbe – in diesem Fall wird das daran deutlich, dass Seitensprünge auch in diesen Beziehungen sehr häufig vorkommen. Offen thematisiert werden diese in der Regel aber nicht, und hier sagt die dazugehörige Norm, dass derartige Themen als »unöffentlich« deklariert werden. Der Seitensprung, den der Geschäftsführer der mittelständischen Firma letzte Woche mit der Vorstandssekretärin hatte, eignet sich daher logischerweise nicht als Gesprächsthema in der Mittagspause.

Gleichzeitig existieren aber auch mehr als genug Menschen, die tatsächlich ein Leben lang monogam leben – und dabei möglicherweise auch noch glücklich und zufrieden sind. Wir halten also fest: Menschen sind in der Ausgestaltung ihrer Beziehungen prinzipiell flexibel, werden allerdings von Bedürfnissen beeinflusst, die individuell mal schwächer und mal stärker ausgeprägt sind. Darüber hinaus sind wir weder unseren biologischen Trieben noch unseren sozialen Normen vollkommen hilflos ausgeliefert, sondern wir können uns dank der Fähigkeiten unseres Großhirns selbst reflektieren und unsere Beziehungen aktiv gestalten.

Insofern ist es sowohl eine legitime Entscheidung, sich bewusst für Monogamie zu entscheiden, als auch bewusst eine Alternative zu wählen. Mehr Sinn als die Frage, ob der Mensch monogam leben *kann*, macht also ein Nachhaken in die Richtung, ob ein Individuum monogam leben *möchte*. Für Zweiteres gibt es (neben einigen sicherlich auch weniger guten Gründen) auch ein paar stichhaltige Motivationen. Nehmen wir ein paar Beispiele zu Hilfe:

- Ein Pärchen hat sich recht jung kennengelernt und die beiden verlieben sich ineinander. Ihre Beziehung wollen sie gerne weiterführen, aber beide spüren, dass sie gerne noch mehr Erfahrungen machen möchten, und finden die Idee in Ordnung, das zum Teil ihrer Beziehung werden zu lassen. Wenn das Bedürfnis nach (sexuellen) Erfahrungen mit anderen einmal da ist, wird es schwierig, dieses zu unterdrücken.
- Ein Paar mittleren Alters, beide sind beruflich extrem erfolgreich. Da der Alltag der beiden sehr stressig ist und beide bereits einige Beziehungskrisen durchgestanden haben, ist es bereits auf beiden Seiten zu Seitensprüngen gekommen. In einem Gespräch merken die Partner, dass sexuelle Außenkontakte zur Routine geworden sind und dass schon länger beide davon wussten – und das implizit auch akzeptiert haben. Die beiden beschließen, von nun an offener mit ihren Abenteuern umzugehen.
- Einer der Partner eines glücklichen Paares ist bisexuell und möchte diese Bisexualität gerne auch weiterhin ausleben. Der andere Partner kann das Bedürfnis logischerweise nicht alleine stillen, von daher wird eine Vereinbarung getroffen, die beide zufriedenstellt.

Sinnvoller ist es also, zu fragen, ob der Mensch monogam leben *will*. Wenn er es will, ist es durchaus möglich, aber das für sich wirklich zu klären ist nicht so einfach, wie es den meisten Menschen scheint. Dazu sind die gesellschaftlichen Normen zu stark und gegenüber sexuellen Bedürfnissen meist auch einfach zu repressiv. Eine fundierte individuelle Antwort auf diese Frage setzt also einen tiefen Konfrontationsprozess mit sich selbst voraus – und zwar nicht einmalig, sondern mehrmals. Denn unsere Bedürfnisse ändern sich natürlich in Abhängigkeit von den aktuellen Umständen unseres Lebens.

#2: Kann es mit einem Partner überhaupt ein Leben lang aufregend bleiben?

Diese Frage führt in eine ähnliche Richtung wie die vorhergehende. Auch hier ist relevant, ob es überhaupt möglich ist, mit einem Partner ein Leben lang aufregende Sexualität zu erleben, ohne dass der Drang nach Erlebnissen mit anderen zu stark wird. Viele Paare in offenen Beziehungen haben für sich die Lösung gefunden, dass Abwechslung bei den Partnern letztlich den Hauptpartner auf Dauer aufregender macht. In diesen Fällen wird dazu noch oft argumentiert, dass zu viel Nähe und zu viel gemeinsam verbrachte Zeit ein Lustkiller wären. Auch hier empfehle ich wieder einen weiteren Schritt in Richtung Differenzierung.

Zum einen empfinden sehr viele Menschen sexuelle Abwechslung generell als vorteilhaft – sei es, was die Partner angeht, was Praktiken betrifft oder wenn es um die emotionale Stimmung beim Akt oder schlicht um den Ort geht, an dem der Sex stattfindet. Verschiedene Partner sind hier also zunächst einmal lediglich einer von vielen Aspekten, die Abwechslung ermöglichen. Auf der anderen Seite führt die Strategie, eine erfüllte Sexualität in einer glücklichen Beziehung allein durch ein hohes Maß an Abwechslung erreichen zu wollen, natürlich in eine Sackgasse. Denn wenn wir den Abwechslungsfaktor weiter steigern, spielt unser Partner irgendwann nur noch eine arg kleine Rolle – was wiederum für eine Entfremdung der Partner voneinander und für zahlreiche Konflikte sorgt. Durch diese wird sehr schnell geklärt werden, wie groß das Bedürfnis des Paares nach Abwechslung denn nun wirklich ist. Aber gibt es nicht auch die Möglichkeit, das Begehren nach dem Partner immer weiter auszubauen?

Ich denke, dass viele Paare dazu neigen, hier zu früh aufzugeben. Oft ist das der Punkt, an dem das Kamasutra durchgeturnt wurde, die Spielzeugschublade aus allen Nähten quillt und – in unserem Fall – die offene Beziehung maximal ausgenutzt wurde. Einen weiteren, erst mal unangenehmeren Weg sehen viele nicht. Und wenn sie ihn sehen, dann schreckt er sie ab, schließlich ist er sehr offensichtlich unangenehm. Wenn wir auch hier der Vorstellung von Intimität folgen, die David Schnarch vertritt, dann besteht dieser Weg darin, die Balance zwischen Nähe und Distanz weiter zu perfektionieren. Schnarch nennt dies Differenzierung und geht davon aus, dass dieser Prozess niemals abgeschlossen ist. Das Differenzierungsmodell ist ausgesprochen komplex, aber ein paar Beispiele erklären leicht, was damit gemeint ist:

- Wenn ein Paar etwa eine sehr harmonische Beziehung führt und Konflikte eher verdrängt, als dass diese thematisiert werden, dann kommt es schnell zur emotionalen Verschmelzung. Der Grad an Nähe ist sehr hoch – so hoch, dass Leidenschaft und Begehren keinen Raum haben, um sich zu entfalten. Ein Streit kann hier eine Art reinigendes Gewitter herbeiführen und die alten Konflikte endlich ans Tageslicht bringen. Das fällt oft schwer, da dazu ein Teil der Nähe aufgegeben werden muss – allerdings haben die meisten Paare, die einen solchen Prozess durchlaufen haben, im Anschluss das Gefühl, sich als eigenständige Personen auch in ihrer Beziehung einen großen Schritt weiterentwickelt zu haben.
- Auch ohne, dass ein Konflikt verdrängt wird, können viele Themen und Botschaften der Partner ungehört bleiben. Bis zu einem gewissen Grad sind Geheimnisse etwas Sinnvolles – allerdings kennt jeder das Gefühl von Nähe, das entsteht, wenn die Partner sich etwas gestehen, was bislang nicht offenbart wurde. Das kann eine sexuelle Vorliebe sein, die aus Angst vor Ablehnung bislang immer verschwiegen wurde. Oder es kann sich um Un-

zufriedenheit handeln, etwa, was eine Eigenschaft von sich selbst oder vom Partner betrifft. Wenn ein Satz wie »Ich habe dir zwar immer gesagt, dass ich dich schlank mag, aber mit ein paar Kilos mehr würdest du schon deutlich gesünder aussehen« geäußert wird, aber gleichzeitig klargemacht wird, dass der Sprecher keine konkrete Änderung erwartet, sondern die Entscheidung darüber dem Partner überlässt, dann hat die Beziehung plötzlich eine neue Qualität hinzugewonnen: Es ist dann möglich, Differenzen, unterschiedliche Meinungen und Vorlieben zu akzeptieren, ohne den Partner immer unbewusst dazu zu drängen, etwas zu ändern. Hier könnte folgender Satz helfen: »Auch wenn ich das gesünder fände, mag ich dich so, wie du bist. Ich erwarte nicht, dass du für mich etwas änderst, und liebe dich so, wie du bist.« Ein solcher Austausch verdeutlicht dem Paar dann, dass nicht beide Partner in ihren Werten, Ansichten und Vorlieben zu 100 Prozent übereinstimmen müssen, sondern dass auch Abweichungen und Unterschiede ihren Platz haben. Auch dadurch entsteht eine gesunde Distanz-Komponente in der Beziehung, die Begehren und Leidenschaft wieder ihren Platz zugesteht.

Die Frage nach dem lebenslangen Begehren ist kompliziert, und nicht umsonst wurden darüber ganze Bücher geschrieben. Halten wir fest: Auch wenn die häufigen Begründungen dafür, dass es mit einem Partner sowieso nicht ein Leben lang spannend bleiben kann, sehr häufig auftauchen, heißt das noch nicht, dass sie immer besonders stichhaltig wären.

#3: Kann man verhindern, sich in jemand anderen zu verlieben?

Holen wir etwas aus und nähern uns der Frage vor dem Hintergrund eines konkreten Beispiels. Als ich im Sommer 2015 gerade tiefenentspannt am Strand der wunderschönen Insel Norderney saß, bekam ich einen Anruf von Nicole. Normalerweise merke ich nach den ersten Sekunden an der Stimme des Anrufers, in welcher emotionalen Verfassung mein Gegenüber sich gerade befindet – und in diesem Fall war gerade Gefühlschaos angesagt. Nicole berichtete mir von ihrer Situation, in der sie sich hin- und hergerissen fühlte und die sie spürbar belastete. Vor einiger Zeit hatte sie sich in ihren guten Freund Torsten verliebt, und zwar Hals über Kopf. Auch wenn ihr klar war, dass viele Frauen in ihrer Situation ernsthaft darüber nachgedacht hätten, ihren Mann zu verlassen, war das für sie keine Option. Denn neben der gemeinsamen Familie empfand sie nach wie vor Gefühle für Andreas, ihren Ehemann. Aber der Verliebtheit so gar nicht nachzugeben erschien ihr der Intensität der Empfindungen auch nicht angemessen. Somit war die klassische Zwickmühle perfekt.

Auf der anderen Seite gab es aber auch Dinge, die ihr den Umgang mit der Situation erleichterten. Andreas kannte aus seiner eigenen Vergangenheit eine ähnliche Situation und konnte ihr aufgrund seiner eigenen Erfahrung somit sehr viel Verständnis und Empathie entgegenbringen. Zudem war er bereit, sie im Ausleben der Verliebtheit nach besten Kräften zu unterstützen. Schwierig war für Andreas allerdings, dass er sich in der Situation selbst mit Gefühlen von Eifersucht und Verlustangst konfrontiert sah. In Einzelcoachings haben wir dann jeweils für beide Partner Strategien erarbeitet, um die Situation zu klären und um die nächsten Schritte in der unmittelbaren Zukunft zu planen. Andreas wollte somit einen Weg finden, wie er sich gut fühlen könne, wenn Nicole sich gerade mit Torsten traf. Gleichzeitig war es ihm wichtig, auch die übrige Zeit genügend Aufmerksamkeit für die Kinder und für andere Lebensbereiche, vor allem für die Arbeit, aufzubringen. Nach dem ersten Coaching, in dem wir unter anderem die Lösung erarbeitet hatten, einen speziellen Freund einzuweihen und diesen um Beistand zu bitten, war es ihm somit möglich, Nicole dazu zu ermuntern, sich mit Torsten zu treffen. Auch ein persönliches Gespräch mit Torsten verlief für Andreas zufriedenstellend, und somit war schon mal der Konkurrenzaspekt der Situation deutlich entschärft, denn Torsten hatte ebenfalls keine Ambitionen, seine eigene Frau für Nicole zu verlassen.

In den Coachings mit Nicole stand dabei vor allem das *Sortieren* von Gefühlen im Vordergrund. Sie fühlte bei sich, wie im Hintergrund immer wieder Fragen auftauchten, die sie sehr belasteten, da sie natürlich nicht leicht zu beantworten waren. Kann es zwei Richtige geben? Wie kann ich meine Gefühle Andreas gegenüber kommunizieren? Darf ich meine Gefühle Torsten gegenüber überhaupt zulassen? Interessanterweise bemerkte sie bei sich, während wir versuchten, die Gefühle etwas genauer zu erfassen, eine Art Liebeskummer – und das, obwohl akut keine Trennung stattfand und ihre Gefühle Torsten gegenüber von diesem erwidert wurden. Aber die Erkenntnis, dass Gefühle eine große Komplexität besitzen, und die Tatsache, dass es ihr und Torsten nicht gut möglich war, die gegenseitigen Gefühle auch auszuleben, wirkten entmutigend. Herausforderungen blieben daher die zur Verfügung stehende Zeit und die schwierige Kommunikation den anderen Beteiligten gegenüber. Vor allem Torstens Ehefrau zeigte weniger Verständnis für die Situation als Andreas, und das Umfeld vor Ort war auch nicht optimal für Beziehungsabenteuer ausgelegt. In einem weiteren Gespräch formulierte Nicole schließlich das Anliegen, den geringen Kontakt zu Torsten aushalten zu können, da sie ihm gerade keine Priorität einräumen konnte.

Nach einigen weiteren Gesprächen und einigem Hin und Her haben sich Nicole und Andreas dafür entschieden, ihre Beziehung nicht offen führen zu wollen. Aus meiner Sicht ist das eine absolut legitime Entscheidung, denn auch wenn emotionale Bedürfnisse vor allem akut eine enorme Zugkraft aufbauen können, verlieren andere Lebensinhalte wie die Arbeit, der Partner und die Kinder natürlich nicht vollständig ihre Bedeutung. Das Fazit der beiden ging in die Richtung, dass das Öffnen einer bis dato eher klassisch geführten Beziehungen in jedem Fall hohe Anforderungen an das Paar stellt – vor allem, wenn Themen wie Eifersucht und Verlustangst bislang noch keine große Rolle gespielt haben und das Paar im Umgang mit diesen Gefühlen noch keine überdurchschnittlichen Kompetenzen entwickelt hat.

Um nun auf die einleitende Frage zurückzukommen: Natürlich ist es möglich, mit bewusst geschlossenen Augen durch die Welt zu gehen und das »Risiko«, sich in jemanden zu verlieben, der nicht der Partner ist, so weitestgehend zu minimieren. Da die meisten Menschen aber eher sozial aufgeschlossen unterwegs sind, dürfte diese Lösung für die überwiegende Mehrheit eher unbefriedigend sein. Und in diesem Fall ist die Antwort dann klar – natürlich kann man ein Verlieben nicht verhindern. Nicole und Andreas haben aus ihrer herausfordernden Situation die Erkenntnis mitgenommen, dass vor allem ihr Sexleben etwas eingeschlafen war, und haben sich vorgenommen, dem in Zukunft mehr Aufmerksamkeit zu schenken. Man könnte dem folgend nun natürlich die These aufstellen, dass ein Partner sich nur dann in jemand anderen verliebt, wenn etwas mit der eigenen Beziehung nicht stimmt.

Ab einem gewissen Maß an Unstimmigkeit mag das zutreffen, dann wäre das Fremdverlieben eine unbewusste Fluchtstrategie, deren Zweck es ist, ein Ende der Beziehung herbeizuführen. Aber im Fall von Andreas und Nicole würde mir eine solche Einschätzung absurd vorkommen, denn wir sollten nicht der Fehleinschätzung erliegen, die Qualität einer Beziehung nur aufgrund der sexuellen Seite einzuschätzen. Kurz gesagt: Die Beziehung der beiden erschien mir als zugegebenermaßen Außenstehenden völlig in Ordnung. Und trotzdem kamen plötzlich Verliebtheitsgefühle ins Spiel. Wenn man sich in einer derartigen Tiefe mit der Materie beschäftigt, erscheinen somit zwei Dinge sehr klar:

1. Es gibt nie eine Sicherheit, dass sich Partner auch in der denkbar glücklichsten Beziehung nicht trotzdem in jemand anderen verlieben.*
2. In jedem Fall bietet eine Situation, in der sich einer der Partner fremdverliebt, für das Paar eine enorme Entwicklungschance – sofern die Beziehung die Herausforderung übersteht!

Angst vor den Gefühlen des Partners zu anderen zu haben, wäre demnach eine Verhaltensweise, die wenig aussichtsreich zu sein scheint. Auf der anderen Seite macht es gerade dann Sinn, sich mit Eifersucht und Verlustangst zu beschäftigen, wenn man sie gerade nicht verspürt – allerdings erfordert das natürlich eine Disziplin und Voraussicht, für die die meisten Menschen im Alltag logischerweise weder Ressourcen noch Lust haben. Im Hinblick auf die Frage, ob eine offene Beziehung eine Lösung dafür ist, wenn man sich in einer Beziehung befindet und sich in eine weitere Person verliebt, fällt das Ergebnis differenziert aus. Denn wie hier bei Nicole und Andreas gesehen ist die Entscheidung gegen das Ausleben der Verliebtheit durchaus nachvollziehbar und legitim – es besteht also kein Zwang zur offenen Beziehung. Wie wir im Gespräch mit Jörg gesehen haben, können aber auch spannende Beziehungsgeflechte entstehen, von denen letztlich alle Beteiligten profitieren. Abschließend bleibt hier festzuhalten, dass Letzteres natürlich ausgesprochen herausfordernd ist. Auch wenn die meisten Menschen vermutlich der Lösung von Nicole und Andreas folgen würden, möchte ich aber dazu ermutigen, zumindest eine Zeit lang beide Optionen im Auge zu behalten und dann eine bewusste Entscheidung zu treffen.

* *Ich würde an dieser Stelle sogar die These aufstellen wollen, dass eine extrem glückliche Beziehung Verliebtheitsgefühle gegenüber anderen sogar begünstigen könnte, denn wenn wir einen Großteil des Tages über Liebe verspüren, dann halte ich es nicht für unwahrscheinlich, dass wir diese Gefühle auch auf andere Personen übertragen.*

#4: Was, wenn nicht beide gleich oft wollen?

»Ungleiches sexuelles Verlangen ist unvermeidlich, aber siamesische Beziehungszwillinge interpretieren jede Ungleichheit als sexuelle Unvereinbarkeit.«[4]

David Schnarch bringt es hier auf den Punkt: Es wäre streng genommen ein riesengroßer Zufall, wenn beide Partner ständig das exakt gleiche Verlangen nach Sex hätten. Gleichzeitig wird dieser Normalzustand häufig problematisiert, und es wird aufwendig nach Lösungen gesucht. Entweder solle sich der eine Partner dem anderen mehr öffnen, oder der andere solle sich mehr um sich selbst kümmern und sein Verlangen zügeln – meist geht es in eine dieser beiden Richtungen. Aber natürlich scheint auch die Möglichkeit, dem Partner mit dem größeren Verlangen einfach die Freiheit zuzugestehen, dieses mit anderen Menschen auszuleben zu können, recht elegant zu sein. Wenn das Öffnen der Beziehung ohne größere Komplikationen wie Eifersucht, Streit oder andere Umsetzungsschwierigkeiten verläuft, ist dieses Problem tatsächlich auch oft gelöst – zumindest so lange, bis einer der Partner sich vernachlässigt fühlt, was an Aussagen wie diesen sichtbar werden kann:

»Ich weiß ja, dass du mehr Lust auf Sex hast als ich. Und ich finde es okay, wenn du dich dann einfach mit anderen auslebst. Aber momentan verbringst du echt viel Zeit mit anderen, und ich habe das Gefühl, dass wir uns zu selten sehen.«

Wir merken an dieser Stelle schon, dass die Dynamik des sexuellen Verlangens genauso wie das Gefühlsmanagement ziemlich komplex ist. Trotzdem versuchen wir uns gerne an einfachen Lösungen (was im ersten Schritt auch sinnvoll ist) und neigen dann dazu, die wahre Komplexität zu verkennen. Denn in einer monogamen Beziehung gilt es auszuhandeln, wer auf der sexuellen Ebene wie viel fordert und wer wie viel gibt. Dieser Aushandlungsprozess wird mitnichten irrelevant, sobald die Beziehung geöffnet wurde. Wo dann in der monogamen Beziehung in der Regel der Partner mit dem geringeren Verlangen die Häufigkeit festlegen kann und somit am Hebel sitzt, ist in einer offenen Beziehung plötzlich der Partner mit dem größeren Verlangen in einer Machtposition. Denn er ist jetzt nicht nur vom geringeren sexuellen Verlangen des Partners unabhängig, sondern verteilt aktiv Zeitkontingente an Haupt- und Nebenpartner, denn jeder sexuelle Außenkontakt erfordert nun einmal auch zeitliche Ressourcen, an denen es im schlimmsten Fall dann in der Hauptbeziehung mangelt.

Auch hier können wir also wieder festhalten, dass eine offene Beziehung natürlich eine Lösung ist, die möglicherweise bei einem sehr ungleichen Bedürfnis nach sexuellen Kontakten sehr gut funktionieren kann. Die einzige Lösung ist es allerdings sicher nicht, und wir sollten nicht glauben, dass wir mit dem Öffnen der Beziehung vor der Komplexität und vor der Dynamik des sexuellen Begehrens davonlaufen könnten. Wer sich für dieses Thema interessiert, dem empfehle ich die Lektüre der Werke David Schnarchs, der in seinen zahlreichen Büchern dazu sehr viele aufschlussreiche Gedanken festhält.

#5: Was, wenn sich die Partner überfordert fühlen?

In klassischen Beziehungen werden an die Partner jeweils recht hohe Erwartungen gestellt. Der Partner soll für den anderen da sein, wenn es ihm schlecht geht, und absolute Treue ist Pflicht. Der Sex sollte möglichst dauerhaft spektakulär sein, die Liebesgefühle bitte auch jederzeit abrufbar und möglichst konstant. Die Freizeitgestaltung hat abwechslungsreich zu sein, und an der Außenwirkung des Paares wird genauso gründlich gearbeitet, wie das Auto sonntags in der Garage geputzt wird. Kurz gesagt: Wir neigen immer mehr zu Perfektion und Selbstoptimierung – daher ist es nicht verwunderlich, dass sich dieser Trend auch auf Beziehungen überträgt. Der moderne Partner steht in einer Beziehung also oft unter einem nicht unerheblichen Erwartungsdruck.

Als Vorteil einer offenen Beziehung wird nun oft genannt, dass derartige Erwartungen nicht mehr länger nur ein Partner erfüllen müsse, was zur Entspannung der jeweiligen Einzelperson führe. Denn die Anforderungen können auf mehrere Personen verteilt werden. Sprich: Der Hauptpartner funktioniert nach wie vor als emotionaler Gegenpart, aber hier und da kann für ein sexuelles Abenteuer oder eine (vielleicht sogar ungeliebte) Freizeitaktivität auch mal eine andere Person herangezogen werden. Was auf den ersten Blick zunächst nicht ganz unlogisch erscheint und in gelebten offenen Beziehungen auch häufig funktioniert, verdient trotzdem eine nähere und kritische Betrachtung.

Denn der simple Gedanke, die eigenen Bedürfnisse einfach auf mehrere Personen aufzuteilen, die dadurch entlastet werden, ermöglicht es natürlich auch, sich eben nicht näher mit den eigenen Bedürfnissen auseinanderzusetzen. Das Problem daran: Sehr häufig meinen wir, genau zu wissen, was wir gerade brauchen und was uns guttut. Spätestens, wenn wir aber mal wieder vom Einkaufen zurückkommen und uns fragen, warum wir zusätzlich zu den auf dem Einkaufszettel notierten Sachen noch den halben Supermarkt leer gekauft haben, fällt uns auf, dass der Draht zu den eigenen Bedürfnissen nicht immer ganz so direkt ist, wie wir uns das wünschen würden. Das ist natürlich kein Wunder, schließlich werden wir an jeder Ecke mit Werbung bombardiert, die uns Bedürfnisse einzureden versucht. Und wir neigen zu Vergleichen mit Mitmenschen – auch hieraus entsteht oft ein Drang, den ich gerne als Pseudobedürfnis bezeichne. Worum es mir an dieser Stelle geht: Bevor Erwartungen verteilt werden, die das Erfüllen der eigenen Bedürfnisse beinhalten, macht es Sinn zu klären, welche Erwartungen es überhaupt alles gibt und welche davon wirklich vorhanden sind und nicht nur von außen kommen. Auch bietet sich die Frage an, ob der Partner diese vielleicht doch erfüllen kann. Oft warten hier nämlich viele Entwicklungspotenziale geradezu darauf, entdeckt zu werden.

Der Weg, der uns weg von Pseudobedürfnissen und dafür hin zu einem Gespür dafür führt, was man wirklich braucht, führt in aller Regel über Achtsamkeit. Ob du nun jeden Morgen in dich hineinhorchst, ein Tagebuch schreibst, regelmäßig meditierst oder wenn du dich einfach nur bisweilen selbst hinterfragst: Alle diese Lösungen werden dich weiterbringen, als eine offene Beziehung dafür zu nutzen, Pseudobedürfnisse aufzuteilen.

Wenn du diesen Schritt gegangen bist – eine Abkürzung gibt es leider nicht! –, dann kannst du viel besser einschätzen, ob dich eine offene Beziehung weiterbringen wird, und so eine deutlich nachhaltigere Entscheidung treffen. Damit meine ich allerdings nicht, dass der Versuch, jedes Restrisiko bei der Entscheidung für eine bestimmte Beziehungsform zu beseitigen, Aussicht auf Erfolg hätte. Auch das ist hier wie so oft eine Frage der richtigen Balance.

#6: Darf ich meinem Partner etwas verbieten?

Vereinbarungen können in jeder Art von Beziehung Sinn machen. Etwa, wenn es darum geht, den täglichen Abwasch in der gemeinsamen Wohnung gerecht zu verteilen. Oder um Freizeitstress vorzubeugen und sich darauf zu verständigen, welche Abende das Pärchen für sich hat. Und natürlich auch, bis zu welchem Punkt Kontakte mit anderen stattfinden sollen. In der einen Beziehung sorgt so schon ein interessierter Blick für Probleme, in wieder anderen ist Fremdknutschen hier und da kein großes Drama. Und manche Paare swingen sich fröhlich durch die Gegend und praktizieren ihre Liebe so frei, dass Vereinbarungen nicht einmal im sexuellen Bereich notwendig zu sein scheinen. Und in der Tat fällt auf, dass Vereinbarungen so gut wie immer einen Versuch darstellen, irgendeine Art von Defizit zu kompensieren. Notwendig wird das dann, wenn beide Partner Abwasch hassen und ihn freiwillig einfach nicht erledigen. Oder wenn beide schlecht Nein sagen können und sich ständig ungeliebte soziale Verabredungen auferlegen lassen. Und natürlich auch dann, wenn starke Eifersucht im Spiel ist. Um nicht ständig aneinanderzugeraten, sind Vereinbarungen hier sinnvoll. Und klar, die Situation, in der beide Partner so kompetent und souverän durch das Leben schreiten, dass Vereinbarungen in keinem Maße notwendig wären, ist sicherlich eine schwierig zu erreichende Idealvorstellung.

Wie sieht es aber nun mit Verboten aus? Ich denke, wir können diese als eine verschärfte Art von Vereinbarungen sehen, die darüber hinaus dazu neigen, einseitig aufgestellt zu werden, und denen es somit häufig an partnerschaftlichem Konsens fehlt. Wenn wir nun also von Verboten sprechen, kommt neben der pragmatischen Komponente von Vereinbarungen nun auch ein ethischer Aspekt hinzu. Somit wird es hier für Leute interessant, die über Beziehungsthemen auch gerne mal etwas philosophieren. Und natürlich sind wir von der Aussage *»ich kann es mit mir moralisch nicht vereinbaren, etwas von meinem Partner zu verlangen, was dieser nicht freiwillig tut oder nicht tun würde«* nicht mehr weit von dem entfernt, was wir bislang unter dem Begriff *offene Beziehung* verstanden haben. Denn letztlich bleibt lediglich das Nutzen der Freiheiten zu klären, die durch das Fehlen des Verbotes ja unweigerlich entstehen.

Insofern ist das Ablehnen von Verboten dann häufig ein Grund für offene Beziehungen, wenn beide Partner sich nicht nur ethisch korrekt begegnen wollen, sondern sexuelle Freiheiten auch ausnutzen wollen. Da Letzteres nicht unbedingt der Fall sein muss, empfehle ich guten Gewissens jedem Paar ein offenes Gespräch über Vereinbarungen und Verbote in der Beziehung – schaden wird es nicht.

Zum Thema offene Beziehung herrscht also große Unklarheit, nicht nur, was die Ausgestaltung der jeweiligen Labels betrifft. Gleichzeitig polarisieren unkonventionelle Modelle stark: Die einen finden es absolut unmoralisch und verurteilen Menschen, die offen lieben. Andere wiederum halten neue Wege für die ultimative Lösung für alle Probleme und werden dann von unbearbeiteten persönlichen Themen eingeholt – dem neuen Beziehungsmodell zum Trotz. Bei näherer Betrachtung erscheint es tatsächlich weniger relevant zu sein, welche Art von Beziehung man führt und inwiefern sexuelle Außenkontakte erlaubt sind oder nicht. Viele andere Punkte sind demnach wichtiger, und wir sollten nicht den Fehler begehen, es uns zu einfach machen zu wollen. Im nächsten Schritt schauen wir uns daher ein paar konkrete Herausforderungen an, denen Menschen sehr häufig begegnen, die sich an eine offene Beziehung herantrauen. Denn die Entscheidung für oder gegen eine offene Beziehung darf natürlich wohlüberlegt sein – wir kümmern uns hier daher auch um das passende Fundament für eine solche Entscheidung. Alle anderen Leser und gegebenenfalls *lediglich* Interessierten sind natürlich herzlich eingeladen, weiter zu folgen!

V.

Blick durchs Schlüsselloch: Probleme und Lösungen

Oli und Nina sitzen auf der Couch im Wohnzimmer und geben sich alle Mühe, einen ihrer mittlerweile eher seltenen gemeinsamen Abende zu genießen. Die Gründe, aus denen den beiden das schwerfällt, sind dabei recht unterschiedlich. Oli ist nämlich noch frustriert vom Date des gestrigen Abends. Dabei hatte er sich so darauf gefreut, mit seiner neuen Eroberung Sophie einen wunderschönen intimen Abend zu erleben. Gescheitert ist das eigentlich auch nur daran, dass Sophie weniger enthusiastisch war als Oli. Nina hört sich das etwas wehleidige Klagen eine Zeit lang sehr geduldig an. »Allerdings«, denkt sie sich, »habe ich es auch gerade leicht. Wenn ich aktuell Männer kennenlerne, dann bin ich mit denen meistens auf einer Wellenlänge.« Während sie kurz davor steht, in Träumereien über ihre letzte Nacht abzudriften, bemerkt sie, wie der Tonfall von Oli irgendwie vorwurfsvoller wird. »Nicht schon wieder ein Streit darüber, dass es bei mir gerade besser läuft als bei ihm. Und auf Vorwürfe, dass ich mir zu wenig Zeit für ihn nehme, habe ich auch überhaupt keine Lust«, denkt Nina, spricht es aber nicht laut aus. Nichtsdestotrotz scheint die Luft dicker zu werden, und ein ausgemachter Streit scheint kurz bevorzustehen …

An welche Hürden stoßen Paare, die sich auf eine offene Beziehung einlassen? Ich bekomme immer wieder Rückmeldungen von Paaren, die sich vor allem viel vom Öffnen der Beziehung *versprechen*, aber nicht auf dem Schirm haben, dass eine solche Umstellung auch viel von den Partnern *fordert*. Aber auch wenn ein Paar sich neu findet und die Beziehung direkt von Anfang an offen sein soll, warten viele Herausforderungen. Denn wir haben bereits festgestellt, dass uns die Aspekte des Standardbeziehungsmodells recht gut im Laufe unserer Sozialisation vermittelt werden – dieses Wissen bereitet uns aber nicht auf Lösungen vor, die abseits des normalen Weges liegen. Im Folgenden werden wir also häufige Probleme von offenen Beziehungen und deren Lösungen skizzieren. Dabei wird es nicht um Mythen gehen, von denen wir ja bereits einige genauer unter die

Lupe genommen haben. Stattdessen werfen wir einen Blick durchs Schlüsselloch und somit auf ganz reale Situationen!

#1: Die eigenen Bedürfnisse kennenlernen, hinterfragen und befriedigen

»Ich habe mich echt gut daran gewöhnt, dass du mit anderen schläfst«, eröffnet Oli auf die ihm eigene und sehr direkte Art das Gespräch. »Aber in den letzten drei Wochen haben wir uns vielleicht vier Mal gesehen, und das ist mir ehrlich gesagt zu wenig.« »Nun ja, ich habe halt einen alten Schulfreund wiedergetroffen, den ich schon immer gut fand. Und zusätzlich zu Yves, Lennart und dir sind das ja dann schon ein paar Termine, die ich versuche unterzubringen.«

»Ich fühle mich unwohl dabei, als letzter Name in der Reihe deiner Liebhaber aufzutauchen, ganz ehrlich!« Oli wirkt etwas frustriert und nicht gerade glücklich. »Müssen es denn wirklich direkt vier Männer parallel sein? Ich finde es beeindruckend, dass du deinen Kram auf der Arbeit überhaupt noch hinbekommst.«

»Mensch Oli, du weißt doch, wie das so ist. Und du warst auch selbst schon in solchen Phasen. Das ist doch das Schöne an unserer Beziehung. Dass wir eben die angenehmen Dinge des Lebens genießen können, wenn sie uns über den Weg laufen. Da kommt halt manchmal weniger und dann plötzlich sehr viel.« Oli überlegt kurz, bevor er zur Antwort ansetzt. »Ich kann verstehen, dass du dir da nichts entgehen lassen willst. Aber du hast doch nicht wirklich so ein krasses Bedürfnis nach Sex, oder? Ich meine, sonst brauchst du es doch auch nicht jeden Tag dreimal … und ich finde, wo wir gerade über den Umzug in die größere Wohnung nachdenken, könnten wir auch ruhig mal etwas mehr Zeit zusammen verbringen. Lennart, Yves und der alte Schulfreund da können doch sicher auch mal ein paar Tage ohne dich auskommen.«

Nina wird an dieser Stelle etwas nachdenklich und verspricht Oli, mal darüber nachzudenken, wie sie mehr Zeit für ihre Beziehung finden kann und wo am ehesten Abstriche möglich sind. Und sie denkt noch mal über das gemeinsame Umzugsprojekt nach.

Sex mit anderen ist für viele Menschen, die eine offene Beziehung führen, eine große Motivation für ebendieses Modell. Man kann nun akzeptieren, dass Sex generell und eventuell auch mit mehreren Sexpartnern ein natürliches Bedürfnis ist. Und klar, entwicklungsgeschichtlich zeichnet sich der Mensch entweder durch freie Liebesverhältnisse oder immer durch ein mehr oder weniger erzwungenes monogames Verhalten aus. Auf der anderen Seite steckt hinter dem Versuch, die eigenen Triebe und Bedürfnisse zu kontrollieren, auch ein zivilisatorisches Bestreben, das dem Erreichen von Zielen und Fortschritt (neben dem funktionierenden Zusammenleben in einer sehr großen Gruppe) eine größere Rolle einzuräumen versucht. Die Frage, ob gerade die akute sexuelle Befriedigung oder die Extrameile für die Karriere (etwa in Form einer außerplanmäßigen Präsentation als alternatives Abendprogramm) ansteht, stellt aus meiner Sicht einen Balanceakt dar. Da bei diesem Unterfangen aber auch zwei recht wichtige Lebensbereiche gegeneinander abgewogen werden, darf diese Balance auch ruhig etwas Aufmerksamkeit bekommen.

Gute Lösungen verhelfen allen Lebensbereichen zu ihrem Recht, schlechte Lösungen sind einseitig und »verhelfen« zu Burn-out, Frust und extremer Quarter- oder Midlife-Crisis. Im Fall von Oli und Nina ist die Frage also spannend, was hinter dem offensichtlichen Bedürfnis von Nina nach viel Sex mit mehreren Sexpartnern steckt. Natürlich kann es das rein triebhafte und hedonistische Bedürfnis nach dem Sex selbst sein. Gesellschaftlich wird das gerne abgewertet, aber aus meiner Sicht definitiv zu Unrecht. Denn Sex ist per se doch eher gut als schlecht, auch wenn natürlich viele Menschen persönliche Erfahrungen gemacht haben, die Sex weniger reizvoll erscheinen lassen.

Aber auch wenn wir ein Bedürfnis nach ausschweifender und hemmungsloser Sexualität als *in Ordnung* bewerten, lohnt es sich, hier weiter nachzuhaken. Vielleicht verhält Nina sich durch ihre an das Gespräch anschließende Selbstreflexion sehr klug und findet die eine oder andere vielversprechende Spur. Denn bei sexuellen Kontakten spielt fast immer auch eine Suche nach Selbstbestätigung eine Rolle (gegen die prinzipiell allerdings auch nichts einzuwenden ist, sofern Sex nicht die einzige Quelle dafür ist). Und eine Hinwendung *hin zu* einem Sexpartner ist in diesem Moment zwangsläufig auch immer ein Abwenden *weg von* dem eigenen Partner. Vor dem Hintergrund des Umziehens, den Oli und Nina hier als nächste Stufe des Commitments für ihre Beziehung sehen, könnte auch eine hilfreiche Erkenntnis warten.

Steckt hinter dem scheinbaren Bedürfnis von Nina, sich sexuell mit vier verschiedenen Partnern auszuleben, also möglicherweise eher der Hinweis ihres Unterbewusstseins (siehe Glossar), für sich noch mal gründlich den Umzug zu durchdenken? Wenn wir derartigen Bedürfnissen auf den Grund gehen, finden sich oft solche wertvollen Hinweise, die in diesem Fall sehr hilfreich sein können. Ist für Nina in der Beziehung noch etwas ungeklärt? Gibt es einen Grund dafür, dass der Umzug in ihr ein Ausweichverhalten auslöst?

Nicht immer gibt es auf diese Fragen einfache und klare Antworten, dafür ist die menschliche Psyche dann meistens doch zu komplex. Aber die Richtung auszumachen, in die ein Hinweis zeigt, hilft oft auch schon weiter.

»Hast du Lust, unser Gespräch von gestern noch mal weiterzuführen?«, fragt Nina und setzt dabei ihr bezauberndstes Lächeln auf. »Ich habe gestern Abend noch mal nachgedacht.« »Klar! Ich wollte dich nicht unter Druck setzen, aber das ist gerade für mich schon ein wichtiges Thema.« – »Also gut, ich habe mich selbst gefragt, warum es denn unbedingt vier Männer sein müssen, dich mal mit eingerechnet. Du weißt ja, dass mir mit dir nichts fehlt, weder sexuell noch sonst wie. Und ich denke, dass ich das tatsächlich gerade sehr genieße, so aktiv zu sein. Aber als du das mit dem Umzug angesprochen hast, habe ich gemerkt, dass es mich auch aus einem anderen Grund zu den ganzen Ausschweifungen zieht. Versteh mich nicht falsch, ich habe große Lust, mit dir in eine größere Wohnung zu ziehen. Aber du wartest jetzt schon so lange auf die Beförderung auf der Arbeit, und solange du die Gehaltserhöhung noch nicht hast, ist mir dabei ehrlich gesagt etwas mulmig zumute, weil ich mir nicht sicher bin, ob wir das wirklich finanzieren können.« Oli nickt, sagt noch nichts und denkt nun ebenfalls nach. Nina ergänzt derweil: »Meine sexuellen Aktivitäten werde ich aber auch im Auge behalten und da mal mehr in mich hineinhorchen, wie viel ich wirklich brauche und wie häufig mir das guttut. Weil du hast schon recht, das war in den letzten Tagen schon etwas anstrengend. Und ich möchte auch gerne mehr Zeit mit dir verbringen, meinst du, wir können da etwas besser planen?«

Unabhängig von der Frage, ob eine Beziehung nun offen ist oder nicht: Wenn Partner sich, wie im Beispiel von Nina und Oli, gegenseitig die Gelegenheit zum Nachdenken geben können, ohne in ausweichende Vorwürfe zu verfallen, dann finden enorme persönliche Entwicklungsprozesse statt. Die Fähigkeit, sich selbst zurückzuhalten und nicht sofort einem eigenen Bedürfnis nachzugeben, hilft Oli hier zum Beispiel, Nina in Ruhe nachdenken zu lassen, anstatt ihr möglicherweise genau die Dinge vorzuwerfen, auf die sie anschließend selbst kommt. Insofern ist es gerade beim Hinterfragen von Bedürfnissen sehr entscheidend, dass das bei den eigenen Bedürfnissen stattfindet und nicht bei den Bedürfnissen von Mitmenschen. Auch wenn es Partner sind: Solche Erkenntnisse lassen sich weder vorwegnehmen noch von außen an eine Person herantragen. In der Regel wird das als anmaßend wahrgenommen, und das auch nicht ganz zu Unrecht. Denn auch in einer Beziehung sind Bedürfnisse, Gefühle und Gedanken in erster Linie Privatsache, und jeder kann sich frei entscheiden, ob und wie er diese mit dem Partner teilen möchte.

Darüber hinaus wird an der Beispielsituation von Oli und Nina deutlich, dass Bedürfnisse natürlich nicht konstant sind. Vielleicht hat Nina gerade wirklich Lust, sich mit vier Männern zu verausgaben und vielleicht ist kurze Zeit später Oli an der Reihe, weitere spannende sexuelle Erfahrungen zu machen. Aber auch das Bedürfnis nach abwechslungsreicher Sexualität nutzt sich ab, und möglicherweise treten dann andere Bedürfnisse in den Bereichen Karriere, Familie, Zweisamkeit oder Hobby in den Vordergrund. In vielen Fällen sehen wir, dass auch das Gefühl der Liebe nicht konstant ist. Insofern wäre es denkbar, dass das Bedürfnis von Nina, mit Oli überhaupt eine Beziehung zu führen, sich irgendwann still und heimlich verabschiedet. In so einem Fall kann es dann natürlich auch legitim sein, eine Beziehung zu beenden. Für tiefergehende Infos zur Frage, wie dauerhaft Gefühle und Bedürfnisse sind, empfehle ich das Buch *Ich liebe dich gerade: Erwachsen werden in Liebesdingen*, das mein Kollege Robert Heeß praktischerweise verfasst hat und das sich mit genau dieser Frage beschäftigt.

Nachdem wir uns jetzt einem allgemeineren Umgang mit Bedürfnissen gewidmet haben, finde ich, dass speziell sexuelle Bedürfnisse noch mehr Aufmerksamkeit verdienen – schließlich sind die ja in einer offenen Beziehung nicht ganz unbedeutend. In dem bereits erwähnten Buch *Schlampen mit Moral* gehen die beiden Autorinnen von der Grundlage aus, dass man seinen sexuellen Bedürfnissen einfach so weit wie möglich folgen sollte. Der Gedanke ist nicht schlecht, und ich finde, dass er auch vor dem Hintergrund der enormen Selbstrestriktion, an der viele Menschen in unserer Gesellschaft auch nach der sexuellen Befreiung noch leiden, definitiv Beachtung verdient. Ich denke also auch, dass sexuelle Bedürfnisse erst mal absolut natürlich und berechtigt sind und auch ausgelebt werden dürfen. Auch wenn es vielleicht unkonventionellere Wege bei der Beziehungsgestaltung erfordert.

Auf der anderen Seite denke ich aber auch, dass eine gewisse sexuelle Selbstkontrolle ebenfalls Sinn macht. Menschen neigen hier wie in vielen anderen Bereichen auch zu Extremen, und oft lassen sich Vertreter der beiden Fraktionen »Sex ist immer gut, je mehr, desto besser« und »Sex ist schmutzig und sollte möglichst nur in einer festen Beziehung gelebt werden« beobachten. Diskussionen zwischen Personen, die diese beiden letztlich extremen Perspektiven auf Sex haben, werden oft lebhaft und emotional geführt und haben häufig allein schon durch die Energie, mit der sie geführt werden, einen gewissen Informations- und Unterhaltungswert. Trotzdem denke ich, dass der Versuch hier mehr Sinn macht, eine Balance zu finden. Natürlich ist es extrem, jedem kleinsten sexuellen Anreiz sofort nachzugehen, und genauso ist es extrem, sich Sexualität komplett zu verschließen. Die Fähigkeit, gezielt einschätzen zu können, wann Sex guttut, und diese Einschätzung auch umzusetzen, ist eigentlich eine wichtige Komponente emotionaler Intelligenz. Viel mehr Sinn als die Wahl einer der beiden Extrempositionen macht also die Beschäftigung mit der Frage, *wann, wie, wie oft und mit wem* Sexualität stattfinden soll.

Wenn das gut funktioniert, dann entsteht irgendwann die Möglichkeit, einer sexuellen Verlockung zu widerstehen und damit einem anderen Aspekt des Lebens eine höhere Priorität einräumen zu können. Vielleicht ist eine Zeit der Enthaltsamkeit genau das, was man gerade braucht. Und irgendwann kommt vielleicht auch wieder eine Zeit der Ausschweifung. Wenn wir den Umgang mit sexuellen Bedürfnissen also üben und bewusst wahrnehmen, dann eröffnen sich viele Perspektiven, das Leben nach den eigenen Vorstellungen zu gestalten. Gleichzeitig merken wir häufig, dass das Richten nach den eigenen Bedürfnissen zwar nicht immer ganz reibungslos funktioniert, aber dass wir die Hindernisse auf diesem Weg auch gerne überschätzen.

Zusätzlich lässt sich dann die Frage beantworten, wie man mit sexueller Anziehungskraft zu anderen Menschen umgehen soll.

Man kann dies für sich persönlich klären und zwischen den beiden Optionen »den Trieben nachgeben« oder »eher Selbstkontrolle behalten und auf den Partner konzentrieren« verhandeln. Diese Fähigkeit ist vor allem in einer offenen Beziehung wichtig, in der man nicht Gefahr laufen möchte, den eigenen Partner klammheimlich zu verlieren, da man nur noch mit sexuellen Abenteuern beschäftigt ist. Denn natürlich ist klar: Personen, die man neu kennenlernt, haben vor allem auch immer den Reiz des Neuen und Unbekannten, der sich aber auch nach einer gewissen Zeit wieder abnutzt. Es macht also Sinn, zu fragen, aus welchen Gründen man sich weitere Partner oder sexuelle Kontakte wünscht und welche Bedürfnisse sich dahinter genau verstecken. Und im Zweifelsfall besteht auch die Möglichkeit, eine offene Beziehung temporär oder dauerhaft wieder zu schließen, sofern die Bedürfnisse eines oder beider Partner das erfordern. Wenn du darüber hinaus deinen eigenen Bedürfnissen ein offenes Ohr schenken willst und häufiger gut zu dir selbst sein möchtest, dann empfehle ich hier noch mal das Buch *Schlampen mit Moral*, dieses Mal vor allem eine Übung daraus. Dossie Easton und Janet W. Hardy schlagen dort nämlich vor, einfach eine Liste mit 15 Dingen zu erstellen, von denen du dir sicher bist, dass diese dir immer guttun.[5] Sobald Not am Mann oder an der Frau ist, dann hast du mit dieser Liste sofort ein paar Ideen zur Hand, mit denen du dich kurzfristig besser fühlen kannst. Fassen wir an dieser Stelle einmal zusammen:

- Es hilft, eine Achtsamkeit gegenüber den eigenen Bedürfnissen zu erkennen und sich regelmäßig zu fragen: Was tut mir gut, was brauche ich?
- Wenn ein Bedürfnis erkannt wurde, lohnt sich oft etwas Hartnäckigkeit. Die Frage »Wofür ist dieses Bedürfnis noch gut?« verrät oft versteckte Bedürfnisse, deren Erkennen Umwege sparen kann.
- Es vermeidet unnötige Konflikte, wenn man vorrangig die eigenen und weniger die Bedürfnisse anderer analysiert.

- Bedürfnisse ändern sich mit der Zeit, von daher ist ein dauerhafter guter Draht zu diesen wichtig.

#2: Wenn nicht beide das Gleiche wollen

Sabine ist 36, seit Langem im Vertrieb tätig und eigentlich nicht auf den Mund gefallen. In der ersten Coachingsitzung wird trotzdem schnell klar, dass es ihr – im Gegensatz zu Verkaufsgesprächen und Verhandlungen im Job – schwerfällt, wichtige Themen innerhalb der Partnerschaft anzusprechen. Ob es darum geht, Kritik am Partner zu üben, über emotionale Themen zu sprechen oder die Dynamik der Beziehung anzusprechen: Sie klagt, dass auf die oft guten Vorsätze einfach recht selten konkrete Handlungen folgen. Insgesamt neigt sie nach eigener Aussage dazu, Konflikte zu vermeiden, obwohl sie sich lieber häufiger durchsetzen würde. Den Grund für dieses ausweichende Verhalten sieht sie dabei in ihrer Angst, den Partner zu verletzen.

Diese Vorgeschichte, was die kommunikativen Gewohnheiten in der Beziehung angeht, macht es natürlich nicht gerade leicht, Themen einer offenen Beziehung anzusprechen und zu klären, ob und wie Sex mit anderen und außerhalb der Beziehung stattfinden kann. Hinzu kommt noch, dass ihr Partner in der Vergangenheit bereits mehrere Seitensprünge verbucht hat und sie dann zu einem späteren Zeitpunkt ebenfalls »nachgezogen« ist. Auf eine gewisse Art und Weise wird die offene Beziehung also quasi schon gelebt, aber in puncto Kommunikation fehlt die Offenheit noch, und genau das ist es, was Sabine gerne ändern möchte.

Im Coaching stellt sie mir dabei ihre Strategie vor, die ich tatsächlich für geschickt, für selbstständig und dabei auch noch für einfühlsam halte und die ich aus diesem Grund gerne kurz vorstellen möchte. Denn in ihrer Situation käme vielen Menschen nun die Idee in den Sinn, im Sinne einer Forderung nach Gerechtigkeit auch direkt die offene Beziehung in Reinform einzufordern. Sabine hat sich aber dafür entschieden, nicht zu *fordern*, sondern etwas zu *geben*. Und zwar ihrem Partner die Freiheit, mit anderen Frauen schlafen zu dürfen. Sie formuliert das wie folgt:

»Schatz, ich möchte dir etwas sagen. In der Vergangenheit hat es mich oft verletzt, dass du mit anderen Frauen geschlafen hast. Ich möchte nun aber die Vergangenheit Vergangenheit sein lassen, darüber brauchen wir auch nicht mehr zu reden. Allerdings habe ich für mich die Lösung gefunden, zu akzeptieren, dass du dich sexuell nicht auf mich beschränken willst oder kannst. Ich habe für mich erkannt, dass das dein Teil der Entscheidung ist. Wenn du mit einer anderen Frau Sex haben möchtest, dann ist das ab jetzt okay für mich – und das ist mein Teil der Entscheidung.«

Neben einem ersten Schritt in Richtung offene Kommunikation verspricht sich Sabine hier einen weiteren Vorteil. Denn wenn auf dieses Gespräch von ihrem Mann die Frage kommt, ob sie sich denn die gleiche Freiheit nehmen wolle, dann wäre das natürlich wenig überraschend. Und es wäre gleichzeitig ein eleganter Einstieg, um darüber zu reden, wie Sex mit anderen in Zukunft *für beide* stattfinden soll. Nach einigen Schwierigkeiten bei der Suche nach dem richtigen Timing hat Sabine es geschafft, das Gespräch erfolgreich zu initiieren. Mit dem Ergebnis, dass ihr Mann zwar erfreut über den Schritt zu mehr Freiheit war, sich gleichzeitig aber noch nicht imstande sah, die offene Beziehung mit gleichen Rechten für alle sofort umzusetzen.

Auch ohne die kommunikativen Hürden stehen viele Menschen, die ihrem Partner eine offene Beziehung vorschlagen wollen, letztlich vor dem Problem, dass der Partner ihre Begeisterung für den Wechsel zum anderen Beziehungsmodell weniger bis gar nicht teilt. Ab diesem Punkt hält in der Regel Verzweiflung Einzug. Entweder wird das Thema dann bis auf Weiteres vertagt, oder es wird nach einer Lösung gesucht, wie die beiden verschiedenen Ansichten doch noch irgendwie in Einklang gebracht werden können. Ich denke, dass es für diese Herausforderung sicher Lösungen gibt, aber wenn die Meinungen beider Partner in einer für die meisten Paare derart wichtigen Frage so weit auseinandergehen, dann wird die Lösung definitiv keine einfache sein. Schauen wir uns die möglichen Alternativen an:

- Der einfachste Weg: *Das Thema wird begraben* – meist allerdings nur so lange, bis es bei dem Partner, der es ursprünglich angesprochen hat wieder aktuell wird und der Klärungsprozess von vorne beginnt.
- Der zweiteinfachste Weg: Die Partner beschließen, dass ihre Beziehung unter diesen Umständen keine Zukunft hat, und einigen sich auf das *Ende der Beziehung* – mal unter mehr, mal unter weniger Tränen.
- Der schwierigste Weg: Die Partner wollen versuchen, die Differenzen zunächst so lange wie möglich auszuhalten, um sich dadurch die Zeit zu verschaffen, in sich zu gehen, Dinge auszuprobieren und *Entwicklungen anzustoßen.*

Aus meiner Sicht tendieren die meisten Paare in einer solchen Situation zwar zur ersten Lösung, aber es ist wohl keine allzu neue Erkenntnis, dass Probleme, die aufgeschoben werden, gerne wie ein Bumerang zurückkommen und für noch größeres Chaos sorgen. Die zweite Lösung wird sehr häufig zumindest angesprochen, aber in der Regel auch wieder verworfen – mal abgesehen von Situationen, in denen sich die Partner spontan anschauen, sich fragen, warum sie die Beziehung überhaupt noch führen, und dann fast erleichtert beschließen, sie zu beenden. Wenn die Beziehung weiterbesteht, dann landen wir bei der dritten Option. Auch hier kann natürlich zu einem späteren Zeitpunkt noch die Trennung stattfinden. Aber der Erfahrung nach sind sehr fordernde Paarsituationen gleichzeitig auch Ressourcen, die sowohl die Beziehung als auch die Einzelpersonen in ihrer Entwicklung deutlich weiter nach vorne bringen können. In einem solchen fast immer anstrengenden, bisweilen sogar schmerzhaften Prozess können dann mehrere Lösungen entstehen:

1. Die abweichenden Ansichten erscheinen nach einigen Versuchen und vielen Diskussionen unvereinbar, es hilft nur noch die Trennung.
2. Eine offene Beziehung wird testweise ausprobiert – bisweilen inklusive der Option, dass jeder der beiden Partner das Experiment jederzeit abbrechen kann oder dass der Test sowieso von vorneherein zeitlich begrenzt ist.
3. Der zu Anfang noch abwehrende Partner erklärt sich bereit, eine offene Beziehung einzugehen, bittet aber darum, sich das Leben mit einigen Vereinbarungen (Vetorecht gegen bestimmte Partner, zeitliche Abmachungen etc.) leichter zu machen.

Wenn die Vorstellungen von der Beziehung abweichen, sind in diesem wie auch in anderen Fällen (Beispiel: Kinderwunsch) viel Energie und viele Nerven gefordert. Ich finde allerdings, dass wir solche Situationen nutzen können, um uns vor Augen zu führen, dass Beziehungen endlich sind und es schlicht nicht immer eine gute Idee ist, eine Beziehung um jeden Preis weiterzuführen. Aber, um auch hier wieder einer ausgewogenen Balance Rechnung zu tragen: Hier und da lohnt es sich vielleicht schon, zu kämpfen.

#3: Ein häufiges Problem: Eifersucht

Wie wir bereits bei der Geschichte meiner Klienten Nicole und Andreas gesehen haben, leiden fast alle Paare, die sich an einer offenen Beziehung versuchen, an Eifersucht. Aber wir sehen auch an Jörgs Schilderungen, dass Eifersucht so weit überwunden werden kann, dass sogar polyamore Beziehungen mit mehreren Beteiligten sehr gut funktionieren können. Wie lassen sich diese beiden Geschichten nun konstruktiv zusammenbringen? Zum einen in der offensichtlichen Erkenntnis, dass Eifersucht stark verbreitet ist. Zum anderen aber auch in der motivierenden Botschaft, dass jeder etwas dafür tun kann, *weniger* Eifersucht zu verspüren – ein völliges Abschalten des Gefühls ist dabei in vielen Fällen weder notwendig noch hilfreich, schließlich weist es uns auf Unstimmigkeiten hin, denen wir auf den Grund gehen dürfen.

Eifersüchtige Reaktionen können sehr stark sein, sind aus meiner Sicht aber vor allem eine ankonditionierte Reaktion auf eine bestimmte Situation und weniger eine zwangsläufige Gefühlsregung. Wenn wir uns in Gedanken ausmalen, wie der Partner gerade mit jemand anderem intim wird, läge es eigentlich nicht allzu fern, den Partner zu vermissen, selbst sexuell aktiv werden zu wollen oder sich zu freuen. Dass dann aber Emotionen wie Verlustangst, Selbstverachtung, Wut und Trauer aufkommen, erscheint bei näherer Betrachtung also eher absurd und ziemlich konstruiert – auch wenn es sich in einem solchen Moment sehr schlüssig anfühlt. Die Aussage, dass Eifersucht zur Liebe dazugehöre, interpretiere ich daher in der Regel eher als Unwillen, sich mit der Entwicklung der eigenen Persönlichkeit und mit der Beziehung auseinanderzusetzen. Wie dem auch sei: Zum Thema Eifersucht sind zahlreiche Bücher verfasst worden, die alle Hintergrundinformationen vermitteln. An dieser Stelle sollten wir uns daher mit ein paar konkreten Situationen befassen, die Paare in einer offenen Beziehung bisweilen durchstehen müssen. Und wir schauen dann auch gleich auf mögliche Lösungen.

Stell dir daher einmal vor, du verbringst gerade einen gemütlichen Abend zu Hause und hast dir diesen absolut für dich reserviert. Du kannst also tun und lassen, was du willst! Von deinem Partner weißt du, dass dieser heute Abend ein Date hat. Details kennst du (noch) nicht, aber du weißt, dass ein nicht unerhebliches Maß an Begeisterung im Spiel ist. Und so beginnst du auch schon, mit deinen Gedanken zum Date deines Partners abzuschweifen und dir ein buntes, aber leider immer unangenehmeres Bild der Situation vor Ort zu malen. Es dauert nicht lange, und du verspürst die ersten Anflüge von Eifersucht. Vielleicht ein Ziehen im Bauch, möglicherweise begleitet vom Gefühl, allein und ungenügend zu sein. Und überhaupt, woher weißt du, dass das Date von deinem Partner nicht viel toller ist als du? Und dass dein Partner überhaupt wieder zurückkommt?

Ehe du dich also versiehst, ist es aus und vorbei mit dem schönen entspannten Abend für dich. Stattdessen beginnst du mehr oder weniger subtil, dich selbst zu quälen, und fragst dich irgendwann, was gerade bitte für ein Film bei dir abläuft. Aber wie lassen sich solche Situationen verhindern? Ein paar Lösungsstrategien haben sich bewährt:

- Der Abend alleine bietet, so sinnvoll und entspannend er manchmal ist, recht wenig Ablenkungspotenzial. Für den Anfang würde ich daher ein Treffen mit einem guten Freund empfehlen. Im Optimalfall steht dieser dir so nahe, dass ihr auch deine emotionale Lage besprechen könnt.
- Um dir bei deinem Bedürfnis nach Sicherheit entgegenzukommen (»Was, wenn mein Partner mich verlässt und gar nicht mehr nach Hause kommt?«), kannst du mit deinem Partner zu Beginn feste Uhrzeiten vereinbaren, etwa, was das Nachhausekommen betrifft.
- Damit du dich weiterentwickeln kannst, bietet es sich ebenfalls an, nach einem Date deines Partners mit diesem darüber zu sprechen. Wie hat es gefallen, was hat dein Partner dabei empfunden, wie hast du dich währenddessen gefühlt? So haltet ihr das Thema innerhalb der Beziehung, und es fühlt sich weniger danach an, als ob dein Partner sich klammheimlich und mit jedem weiteren Date ein Stückchen weiter aus der Partnerschaft verabschiedet.
- Generell bietet es sich an, die Beziehung sehr hochwertig zu gestalten. Wer das Gefühl hat, eine wundervolle Beziehung mit dem Partner zu leben, kommt mit Eifersuchtsgefühlen natürlich tendenziell besser klar, als wenn klar ist, dass die Partnerschaft tatsächlich kurz vor ihrem Ende steht.

Ich finde hier den Gedanken wichtig, dass es keine Notwendigkeit gibt, von vorneherein maximal perfekt und souverän mit derartigen Situationen umzugehen. Eine offene Beziehung bleibt immer ein Experiment – mit allen Vor- und Nachteilen. Gefühle wie Eifersucht zu verspüren, fällt sicherlich eher unter die Nachteile, aber sich wieder daran hochziehen, sich weiterentwickeln und dadurch die Perspektive auf eine Beziehung nach eigenen Maßstäben gewinnen zu können, ist auch ein nicht zu verachtender Vorteil. Und natürlich kann man sich an die Herausforderungen, die eine offene Beziehung mit sich bringt, auch Schritt für Schritt herantasten und muss weder alles auf einmal noch alles in kurzer Zeit bewältigen.

#4: Missverständnisse beim Ausleben von Freiheiten

Manchmal halten Paare ihre Kommunikation für dysfunktional, obwohl sie tatsächlich hervorragend funktioniert. Ein Streit etwa offenbart dann schnell Unzufriedenheit und seit langem schwelende Konflikte, die nun endlich auf den Tisch kommen und so aktiv angegangen werden können. Aber bisweilen funktioniert Kommunikation tatsächlich nicht in dem Maße, in dem es notwendig wäre. Das ist vor allem dann oft der Fall, wenn zu wenig gesprochen wird und der Austausch über aktuelle Entwicklungen fehlt. Mir ist beispielsweise der Fall eines Pärchens bekannt, die ihre Beziehung von vorneherein als offen deklariert haben – und trotzdem fiel *er* aus allen Wolken, als er erfuhr, dass *sie* die abgesprochenen Freiheiten auch nutzte. Solche Situationen kommen gerade in offenen Beziehungen tatsächlich recht häufig vor, mal mit weniger drastischen, mal mit krasseren Folgen. Und natürlich ist es am Anfang auch ungewohnt, dem Partner von Aktivitäten mit anderen zu berichten. Zu stark haben wir die gesellschaftliche Norm der Monogamie verinnerlicht. Zu Beginn wird sich daher nicht nur ein sexueller

Außenkontakt trotz ausdrücklicher Erlaubnis merkwürdig anfühlen, auch das Gespräch darüber scheint irgendwie *falsch* zu sein (mehr dazu unter Punkt 4).

In anderen Fällen kommt es auch zum interessanten Phänomen, dass einer der Partner sich unter Druck gesetzt fühlt, die Freiheiten der offenen Beziehung auch ausleben zu müssen. Es hilft hier, sich über die Motivation klar zu werden, aus der heraus man sexuelle Außenkontakte sucht. Denke ich, dass vorhandene Freiheiten in jedem Fall genutzt werden müssen, einfach, weil es sie gibt? Ist es mir aus einem bestimmten Grund wichtig, neue Grenzen zu finden und diese auszutesten? Oder fühle ich eine Notwendigkeit, mit meinem Partner mithalten zu müssen, der in dieser Hinsicht vielleicht auch fleißig unterwegs ist? Gerade in letzterem Fall entwickelt sich eine ungünstige Dynamik, die letztlich nur durch ein offenes Gespräch geklärt werden kann. Vielleicht fällt Nina dann auf, dass sie gar nicht jede Woche ein Date haben muss, nur weil das Thema *Sexualität mit anderen* für Oli gerade wichtig ist und er daher jede Woche ein Date hat. Hier wirken einfach sehr schnell unbewusste Kräfte, und wenn wir sie nicht offenlegen, entfalten sie sehr schnell ein destruktives Potenzial.

Eine gute Möglichkeit, solchen Missverständnissen effektiv vorzubeugen, ist das offene Gespräch. Und wie wir am Beispiel des Partners gesehen haben, der überrascht davon ist, wie wörtlich seine Freundin ihren sexuellen Gestaltungsspielraum genommen hat: Diese offenen Gespräche sollten regelmäßig stattfinden und im besten Fall Teil der Beziehungskultur sein. Natürlich fallen offene Gespräche nicht jedem leicht, aber wer es gewohnt ist, vor allem nonverbal zu kommunizieren, und wer sich nicht gerne über Gefühle, Beziehungen und zwischenmenschliche Themen unterhält (was ja im Prinzip absolut legitim ist), dem sei die Frage ans Herz gelegt, ob eine offene Beziehung dann ein machbarer Weg ist. Mit offenen Gesprächen befassen wir uns am Ende des nächsten Kapitels!

#5: Umgang mit schwierigen Themen

Oli ist verliebt! Seit er beim Yoga vor drei Wochen Simone kennengelernt hat und mit der so einiges lief, muss er sich das eingestehen. Bei einem Kaffee am Küchentisch und kurz bevor Nina von der Arbeit zurückkommt. Das ist eine Tatsache, die bei Oli für mindestens unterschwelligen Stress sorgt, denn im Rahmen ihres *Offene-Beziehung-Experimentes* haben die beiden vereinbart, sich genau solche Sachen zu erzählen. Beim ein oder anderen One-Night-Stand war das auch immer noch ganz entspannt, aber wo jetzt die Liebe ins Spiel kommt, scheint Oli die ihm bevorstehende Aufgabe doch ziemlich gigantisch, und er befürchtet das Schlimmste. Als Nina gerade die gemeinsame Wohnung betritt und wenige Sekunden später in die Küche kommt, begrüßen sich die beiden zuerst wie gewohnt. »Na Schatz, wie war dein Tag? Magst du einen Kaffee haben?«, startet Oli mit einer außerordentlich zuvorkommenden Begrüßung. »Oh, klar gerne!«, freut sich Nina. »Mein Tag war gut, aber was Spektakuläres ist nicht passiert. Und bei dir so?« Oli flucht innerlich, weil er gerne etwas Aufwärmzeit gehabt hätte – aber Nina macht offensichtlich keine Anstalten, weiterzuerzählen, und so fügt er sich in sein Schicksal. »Mein Tag war auch gut. Und ich habe gerade viel nachgedacht. Wir hatten ja gesagt, dass wir immer offen zueinander sein wollen, und ich glaube, ich habe mich ein bisschen in Simone verliebt.« Oli ist froh, dass er den Satz gerade rausbekommen hat, und erwartet eine zornige, traurige oder sonst irgendwie extreme Reaktion von Nina. Diese lächelt ihn allerdings nur an und antwortet: »Das klingt ja spannend. Erzähl doch mal!« Oli ist zuerst verdutzt und mustert Nina. Spielt sie ihm gerade etwas vor? Als er keine derartigen Anzeichen erkennen kann, beschließt er, Ninas Interesse zu stillen, und beginnt zu erzählen.

Neben vielen schwierigen Themen, die speziell in offenen Beziehungen auftauchen können, ist das Verliebtsein in jemand anderen eine besonders brenzlige Angelegenheit. Das Phänomen, das wir in diesem Buch bisweilen schon als Fremdverliebtsein bezeichnet haben, ist nämlich für alle Paare eine große Herausforderung, die ihre offene Beziehung vor allem durch sexuelle Freiheiten definieren und sich bewusst zu polyamoren Beziehungen abgrenzen wollen. Wenn sich der Partner in einer solchen Konstellation dann plötzlich verliebt, scheint vieles auf dem Spiel zu stehen. Und die Reaktion auf ein »Geständnis« ist dann in vielen Fällen natürlich auch nicht so gelassen wie die von Nina im obigen Beispiel. Insofern fällt es aus nachvollziehbaren Gründen vielen Paaren schwer, tiefe Gefühle zu Außenstehenden anzusprechen. Ein paar Gedanken können hier aber dabei helfen, in einem – Überraschung! – offenen Gespräch dem Verliebtsein den Schrecken zu nehmen. Wir können hier sehr gut einen Umweg über das Denken nehmen, um mithilfe unseres Großhirnes unsere Gefühle zu sortieren:

- Man könnte über die Unterscheidung zwischen Liebe und Verliebtheit sprechen. Vielleicht sind auf der einen Seite reichlich Vertrautheit, Kontinuität und Loyalität vorhanden, und die Aufregung, Leidenschaft und Dynamik auf der anderen Seite scheinen dann weniger als Bedrohung und vielmehr als wertvolle Ergänzung.
- Auch wenn eine Verliebtheit oft einen starken Handlungsdrang auslöst, heißt das noch nicht, dass wir diesem völlig unkontrolliert nachgeben müssen. Wenn weitere Treffen in Ordnung sind, dann muss das nicht gleichzeitig bedeuten, dass alles andere über den Haufen geschmissen wird.
- In unserem landläufigen Verständnis gehen wir davon aus, dass wir über eine Art Potenzial an Liebe verfügen, das aber begrenzt ist – also sozusagen ein *Liebeskontostand*, von dem aus wir unsere Gefühle verteilen und der endlich ist. Wenn wir uns mit Forschung zur Gehirnstruktur, zu Emotionen und zu Hormonkonzentrationen beschäftigen, dann wird aber schnell klar, dass das so nicht ganz stimmen kann. Mindestens theoretisch können wir unseren Partner *lieben* und auch in eine andere Person *verliebt*

sein. Zwar nicht gleichzeitig, also nicht in ein und demselben Moment, aber durchaus überschneidend während eines längeren Zeitraums.

- Darüber hinaus können wir weiter pragmatisch vorgehen und uns, wie im Beispiel von Oli und Nina angedeutet, in einem Gespräch über die Gefühle austauschen. Wenn Nina Interesse zeigt und Oli zur Schilderung seiner Gefühle einlädt, hat diese die Möglichkeit, ihr nicht nur von der Verliebtheit zu Simone zu erzählen, sondern ihr auch zu versichern, dass für ihn ein Aufgeben der Beziehung gar nicht infrage kommt und dass zwischen den beiden nach wie vor alles in Ordnung ist.

Wir sehen also, dass es eine Reihe von Möglichkeiten gibt, auch Verliebtheit mit dem Partner besprechen zu können. Davon abgesehen existieren natürlich noch weitere schwierige Themen. Ein weiteres Beispiel:

Oli und Nina haben einen Umgang mit der Tatsache gefunden, dass beide sich jederzeit in andere Menschen verlieben können und dass das bei Oli auch tatsächlich passiert ist. Nach der ersten Reaktion von Nina, die sich mit ihrer souveränen Haltung selbst überrascht hat, haben die beiden sich in einigen Gesprächen vor allem darauf geeinigt, sich häufig über den aktuellen Stand der Gefühle auszutauschen – sowohl was die Gefühle der Partner zu anderen betrifft, als auch was die Gefühle innerhalb der Beziehung angeht. Da Oli mit Simone somit nun ein paar Wochen lang ziemlich happy war, hatte er beschlossen, sie auch Nina vorzustellen, um herauszufinden, wie die beiden Frauen sich so verstehen. Die Erwartungen an das Experiment waren hoch, und umso größer war die Enttäuschung, als Oli sich und Nina im Nachhinein eingestehen musste, dass Simone bei diesem ersten Treffen zwar sehr freundlich und entspannt erschien, im Nachhinein aber anfing, hinter dem Rücken der beiden über Nina zu lästern. Das Problem an der Sache: Lediglich Nina erfuhr darüber und zwar über eine zufällige gemeinsame

Freundin. Statt über ihren eigenen Schatten (und ihren Stolz) zu springen und Oli davon zu berichten, fühlte sich Nina zwar verletzt und hintergangen, brachte es aber über eine Woche lang nicht über sich, das Thema offen anzusprechen. Als sie von der gemeinsamen Freundin mitbekam, dass Simone offenbar nicht nur eine einmalige Entgleisung passiert war, platzte es aber eines Abends aus ihr heraus. »Oli, als ich Simone kennengelernt habe, fand ich sie zwar auch nett, aber ich glaube, sie erhofft sich mehr von dir.« – »Wie kommst du denn darauf?«, antwortet Oli etwas irritiert mit einer Gegenfrage. »Ich habe von einer gemeinsamen Freundin mitbekommen, dass sie über mich lästert. Sie meinte wohl, dass ich langweilig sei und sie viel besser zu dir passen würde. Das macht mich wütend!« Oli ist betroffen und überlegt kurz. »Was mache ich denn jetzt?«, fragt er, obwohl ihm die Antwort eigentlich schon intuitiv klar ist.

Oft taucht in solchen Konstellationen Besitzdenken auf, das dann wie hier zu offenen oder verborgenen Konflikten und Manipulationen führt. Die Verteilung der Geschlechter ist hier rein zufällig, natürlich funktioniert das in beide Richtungen – auch Männer probieren bisweilen, sich gegenseitig die Partnerin auszuspannen. In diesen Fällen ist ein offenes Ansprechen innerhalb der Beziehung besonders wichtig – denn wenn die Beziehung bis dahin glücklich ist, kann man weiteren Manipulationen von außen effektiv entgegenwirken. Und wenn eine derartige Situation einmal überwunden ist (häufig beendet einer der Partner die Außenbeziehung dann), geht das Paar gestärkt daraus hervor. Natürlich ist auch die Situation denkbar, dass Oli seine Partnerin Nina hier für Simone verlässt. Wenn wir aber vom Regelfall ausgehen, bei dem Oli und Nina eine eigentlich glückliche Beziehung führen, wird das eher nicht passieren. Die große Herausforderung liegt hier darin, als hintergangener Part seinen Stolz zu überwinden und das Problem trotzdem anzupacken.

Allerdings kommt es auch in offenen Beziehungen nicht immer nur in Verbindung mit Personen, die nicht Teil der Beziehung sind, zu schwierigen Situationen. Häufig liegen auch Nähe-Distanz-Themen an, die bearbeitet werden müssen. Denn wenn die Zahl der Außenkontakte eine kritische Menge überschreitet, steigt die Wahrscheinlichkeit für Zeitprobleme (siehe dazu Punkt 5). Auf der anderen Seite braucht einer der Partner hier und da vielleicht mehr Distanz als der andere und löst dadurch bestimmte Unsicherheitsthemen der Person aus. Erschwert wird gerade dieses Anliegen auch dadurch, dass Distanz in unserer traditionellen Vorstellung von Beziehung fast keinen Raum hat. Wenn wir dieser Definition von Beziehung folgen, dann hat man zusammenzuwohnen, zusammen in den Urlaub zu fahren und sich idealerweise auch jeden Tag zu sehen – was in den meisten Beziehungen weder realistisch umsetzbar ist, noch sinnvoll zu sein scheint. Hier kommt auch wieder Schnarchs Definition von Intimität ins Spiel, nach der ein Gleichgewicht zwischen selbst- und fremdbestimmter Intimität effektiv vor emotionaler Verschmelzung schützt.

Und dann gibt es da natürlich noch die ganz pragmatischen Dinge, die unbedingt angesprochen werden müssen. Ich erwähne sie hier der Vollständigkeit halber, allerdings heißt das Auftauchen als Randnotiz nicht, dass diese Themen weniger wichtig oder leichter anzusprechen wären. Denn bisweilen rutscht beim Sex ein Kondom ab, mal fängt man sich eine harmlose, aber behandlungsbedürftige Pilzinfektion ein. Auch wenn es mal unappetitlich wird: Je früher solche Themen auf den Tisch kommen, desto einfacher lassen sie sich auch wieder beseitigen.

Wir haben bereits an der Geschichte von Sabine gesehen, wie schwierig es manchmal sein kann, manche Themen anzusprechen. Daher ist es nachvollziehbar, dass manche Paare ganz bewusst vereinbaren, sich manche Dinge nicht zu erzählen. In offenen Beziehungen wird daher bisweilen die sogenannte *don't ask don't tell*-Regel genutzt, nach der sexuelle Außenkontakte zwar stattfinden können, aber schlicht nicht kommuniziert werden sollen. Wer diese Regel als Übergang nutzt, ist in vielen Situationen sicher gut beraten. Auf die Dauer belastet es die Beziehung aber auch schnell, wenn ein so wichtiges Thema wie Sexualität dauerhaft und zu großen Teilen ausgeblendet wird. Um die Frage nach solchen Vereinbarungen ging es in einem Coaching, von dem ich im Folgenden kurz berichten möchte. Als ich mich wie üblich via Skype mit Norman unterhielt, der zu diesem Zeitpunkt die 50 Jahre noch nicht ganz erreicht hatte und dementsprechend fit und vital wirkte, ging es zunächst um die Frage, wie die Zukunft mit seiner Partnerin aussehen solle. Die beiden waren eigentlich seit über zehn Jahren zusammen, allerdings zwischendurch auch lange Zeit getrennt, und beide hatten auf ihrem Fremdgehkonto einige Einträge zu verbuchen. Dazu kam noch, dass die Sexualität in der Beziehung weitestgehend eingeschlafen war. Norman ist beruflich in einer höheren Managementposition unterwegs und demnach ein Mensch, der keine halben Sachen macht – und gerade hatte Norman gemeinsam mit seiner Partnerin beschlossen, ein Experiment zu wagen: die offene Beziehung.

Da beide diese neue Idee einer Beziehung zwar sehr interessant fanden, aber ihren Eifersuchtsgefühlen und Verlustängsten auch realistisch gegenübertreten wollten, war Norman auf der Suche nach einer Möglichkeit, sich kleinschrittig an die Konfrontation mit den eigenen Unsicherheiten heranzutasten und zunächst einmal herauszufinden, ob eine offene Beziehung für die beiden überhaupt das Richtige wäre. Eine mögliche Lösung, die im Coachinggespräch mit ihm aufkam, war die eben bereits erwähnte Strategie, mit dem Partner keine sexuellen Außenkontakte zu thematisieren – zumindest so lange, wie der Lebensgefährte kein explizites Interesse daran äußert und etwa konkret nachfragt. Da Norman und seine Partnerin zu dieser Zeit nicht zusammenwohnten, war diese Lösung pragmatisch auch umsetzbar. Nachdem wir im Coaching mögliche Kommunikationsstrategien zusammengestellt hatten, war der nächste Schritt für Norman, diese gemeinsam mit seiner Partnerin zu teilen. Um die Geschichte an dieser Stelle abzuschließen: Auch wenn es bei Norman und seiner Frau natürlich zu Schwierigkeiten und Herausforderungen beim Ausleben der offenen Beziehung kommt, probieren die beiden es weiterhin. Norman schrieb mir vor nicht allzu langer Zeit noch, dass die »Täler«, die in allen Beziehungen vorkämen, nun zumindest weniger tief seien. Und er betont, dass der weitere Weg natürlich einer mit offenem Ausgang ist. Somit sieht er seine offene Beziehung als Weg, bei dem ein Entwicklungsschritt auf den nächsten folgt – aber bereits jetzt bemerkt er, dass es ihm dabei immer besser geht. Wir können hier also die Erkenntnis mitnehmen, dass nicht immer nur ein Ansprechen von schwierigen Themen beziehungsförderlich sein kann, sondern vor allem der bewusste Umgang mit diesen. Auch hier geht es letztlich wieder um die Herausforderung, eine schwierige Balance herzustellen.

Es bleibt noch die Frage, wie sich ein Gespräch über dieses oder ein anderes schwieriges Thema beginnen lässt. Eher schüchterne Vertreter oder kommunikativ weniger geübte Menschen tun sich hier verständlicherweise oft schwer. Da es natürlich viele verschiedene Arten gibt, ein Gespräch über ein bestimmtes Thema zu beginnen oder ein bereits vorhandenes Gespräch in eine Richtung zu steuern, empfehle ich im Zweifelsfall, eine andere Strategie zu wählen als diejenige, die bisher nicht gut funktioniert hat. Hier eine kurze Übersicht:

- *Der klassische Weg*: Du könntest in der nächsten Situation, in der ihr beide unter euch seid ganz explizit starten. Das funktioniert gut mit Einleitungen à la »Ich würde gerne mal mit dir über XY sprechen, wäre das okay für dich?« oder »Bevor ich mich wieder nicht traue: Darf ich dir was erzählen?«. Die Frage im zweiten Teil hilft dabei, sich das Einverständnis des Gegenübers abzuholen. Gerade in schwierige Themen startet man so mit einem gewissen Basiskonsens, der alles Weitere leichter macht.
- *Das geschickte Vorgehen*: Du kannst ein Gespräch über ein oberflächliches und leicht verdaubares Thema beginnen und im

nächsten Schritt schon mal die grobe Richtung vorgeben. Du könntest beispielsweise eine ähnliche Situation aus einem anderen Zusammenhang schildern: »Uschi hat sich ja letztens auch in jemand anderen verliebt und ihren Hans dafür verlassen. Also wenn mir das passieren würde, dann würde ich nicht Hals über Kopf alles hinschmeißen.«

- *Die clevere Strategie*: Du kannst natürlich auch eine Situation provozieren, in der dein Partner dich auf das Thema anspricht, was du gerne bearbeitet sehen möchtest. Dazu kannst du etwa ein Buch oder eine Zeitschrift offen liegen lassen, in der es genau darum geht. Wenn du weißt, dass dein Partner dafür sensibel genug ist und dir das nicht zu beeinflussend vorkommt, dann kann das durchaus für einen eleganten und oft auch witzigen Gesprächseinstieg sorgen.
- *Die Lösung für den Notfall*: Wir kommen alle nicht als Kommunikationsprofis auf die Welt, und es besteht in der Liebe kein Zwang zur Perfektion. Wenn du dich also entweder partout nicht traust oder Angst hast, dass du deine komplizierte Argumentation »live« nicht rüberbekommst, dann kannst du das natürlich auch schriftlich festhalten und deinem Partner die Infos per Mail oder Brief zukommen lassen – auch hier kann natürlich ein Gespräch folgen. Wichtig ist vor allem, die Interaktion zu starten.

Der Knackpunkt ist hier, dass du dich für eine dieser oder gerne auch für eine andere, dir bekannte, Strategie entscheidest. Eine Notfalllösung hast du ja jetzt auch, falls alles andere nicht funktionieren sollte. Mit ein bisschen Übung solltest du ab jetzt nicht mehr vor unüberwindbaren kommunikativen Hindernissen stehen – der Feinschliff ergibt sich natürlich mit der Zeit. Abschließend noch ein Hinweis: Nicht jedes Thema muss *grundsätzlich* und *immer* angesprochen werden, es darf selbstverständlich auch in einer Beziehung Geheimnisse geben. Der bekannte Paarberater Michael Mary rät dazu in seinem Buch *Die Beziehungstrickkiste* ganz pragmatisch, dass die Größe der Geheimnisse durchaus gemeinsam mit dem Partner abgesprochen werden darf.[6] Dinge wie eine Schwangerschaft, eine Krankheit oder eine weitere Beziehung geheim zu halten, empfinden die meisten Partner so sicherlich als Vertrauensbruch. Wenn sich hingegen einer der Partner nicht traut, eine ältere Verfehlung oder beispielsweise eine frühere homosexuelle Erfahrung zu beichten, wenn das für die aktuelle Beziehung keine Rolle mehr spielt, mag der eine oder die andere das als verschmerzbar betrachten.

#6: Begrenzte Ressourcen und idealistisches Zeitmanagement

Oli und Nina haben es in dieser Woche tatsächlich geschafft, schon den zweiten gemeinsamen Abend einzuschieben. Da die Temperaturen bereits sommerlich warm sind, haben die beiden beschlossen, den Tag mit einem gemütlichen Picknick im Park um die Ecke ausklingen zu lassen. Zusätzlich hat Oli versprochen, *auf gar keinen Fall* seinen Liebeskummer anzusprechen. Diesmal trübt allerdings etwas anderes die Atmosphäre, und was genau das ist, bemerkt Oli bereits auf dem Weg zum Park. Alle paar Minuten greift Nina nämlich zu ihrem Handy, tippt eine Nachricht ein und hört ihm nur noch nebenbei zu, als er gerade von einer lustigen Begebenheit auf der Arbeit erzählt. »Und dann haben wir ... sag mal, hörst du mir eigentlich zu?« Nina schaut auf und sieht sehr offensichtlich ertappt aus. »Sorry, ich musste hier kurz was schreiben! Was habt ihr dann gemacht?« – »Nina, schreib das da doch kurz zu Ende, und dann erzähle ich dir in Ruhe von meinem Tag, okay?« »Ja, geht auch ganz schnell!« Nach diesem kurzen Konflikt schafft Oli es tatsächlich, Nina vom überraschten Blick des neuen Kollegen zu erzählen, der morgens im Büro mit einem kurzen Überraschungssektempfang begrüßt wurde und sein Glück gar nicht fassen konnte. Aber kaum sind die beiden im Park angekommen, fühlt sich Oli schon wieder so, als ob er alleine auf der Picknickdecke sitzen würde. »Sag mal, Nina, was schreibst du da eigentlich die ganze Zeit? Sonst telefoniert doch kurz, dann habt ihr das geklärt, und wir können in Ruhe picknicken.« Nina schaut auf und nuschelt kurz: »ja, passt schon, ich packe das Handy mal in die Tasche.« Oli seufzt innerlich auf und hofft, dass das Picknick nun auch wirklich ein Picknick wird – statt in eine Telefonkonferenz auszuarten.

Bei offenen Beziehungen, die auch ausgelebt werden, besteht immer das Risiko, dass sowohl die Zeit für sich selbst leidet als auch die Gefahr, dass für den Partner und die Beziehung zu wenig Raum verfügbar ist. Die einen sind dann vielleicht häufig auf Partys unterwegs, um neue Menschen kennenzulernen. Irgendwann stehen dann Dates mit neuen Eroberungen an, und je nachdem, wie viele Abenteuer parallel laufen, kosten alle weitere Treffen inklusive der Kommunikation nebenbei (Telefonieren, Texten) natürlich auch noch Zeit, Energie und Aufmerksamkeit. Je nachdem, wie das sonstige soziale Netz der Partner aufgebaut ist, wird zudem Zeit für Freunde und Hobbys eingeplant, und womöglich stehen noch Kinder oder eine fordernde Arbeit auf dem Plan. Je mehr Möglichkeiten, desto voller wird demnach häufig der Plan. Gerade auf Menschen, die leicht zu begeistern sind, wartet hier ein enormes Stresspotenzial.

Diese Unfähigkeit, sich sowohl kurz- als auch langfristig konsequent auf eine Sache zu konzentrieren, kenne ich dabei nicht nur aus eigener Erfahrung. Denn das menschliche Gehirn ist – völlig geschlechterunabhängig übrigens! – einfach nicht für Multitasking ausgelegt. Wenn wir das trotzdem versuchen, erzielen wir nicht nur überaus bescheidene Ergebnisse, wir fühlen uns auch diffus und unglücklich. Nicht umsonst liegen Praktiken wie Meditation und Yoga stark im Trend: Das Prinzip der Fokussierung, das hinter den beiden Aktivitäten steckt, eignet sich sehr gut, um der zunehmend komplexer werdenden Welt zu begegnen. Darüber hinaus gibt es aber noch andere Situationen, in denen die Ressourcen einer Person begrenzt sind und in der es schwierig ist, eine offene Beziehung zu führen:

- Wenn du gerade eine Familie gründen willst, ein großes Projekt auf der Arbeit ansteht und du dich um einen kranken Angehörigen kümmern musst, bist du zeitlich und energiemäßig vermutlich bereits am Limit. Möglicherweise ist das Timing aktuell nicht optimal, um sich auf ein Beziehungsexperiment einzulassen.
- Viele Menschen sind in psychotherapeutischer Behandlung, sehr häufig aufgrund von mehr oder weniger schlimm auftretenden Depressionen. Auch starke Eifersucht oder Verlustängste limitieren unsere emotionalen Ressourcen, und wenn diese Themen nicht vorab geklärt werden, gehen wir mit dem Versuch einer offenen Beziehung tendenziell auch den zweiten Schritt vor dem ersten.

Wenn wir uns also etwas Gedanken machen, was wir auf der Haben-Seite verbuchen können, bevor wir uns Hals über Kopf in eine große Herausforderung stürzen, steigern wir die Erfolgswahrscheinlichkeit beträchtlich. Und natürlich bietet eine Beziehung, die keinen starren Konventionen folgt, nach einer gewissen Zeit sehr viele Lern- und Entwicklungsmöglichkeiten – auch die Konfrontation mit Ängsten bietet da viel Potenzial, schon mittelfristig glücklicher zu sein. Das Gefühl, in den Spiegel zu schauen und stolz auf sich selbst zu sein, scheint dann so manche Mühe wert gewesen zu sein. Wann es Sinn macht, Vollgas zu geben, und wann andere Dinge im Vordergrund stehen dürfen, kann also eine bewusste Entscheidung helfen zu klären. Darüber hinaus lassen sich auch ein paar Maßnahmen treffen, mit denen sich dem Chaos und der Überforderung vorbeugen lassen. Vorab macht es Sinn, die Priorität(en) zu klären. Ich tue mich mit dem Plural des Wortes immer etwas schwer, weil eine ellenlange Liste an Prioritäten das dahintersteckende Prinzip in die Absurdität führt. Aber wenn du es schaffst, auf deiner Prioritätenliste vielleicht nicht mehr als drei bis fünf Einträge zu vermerken, dann bist du schon einen großen Schritt weiter. Wenn du das geklärt hast, dann kannst du dir überlegen, wie viel Zeit dir grundsätzlich zur Verfügung steht, wenn du jeden Tag die entsprechenden Stunden für Arbeit, Essen, Schlafen, Hygiene etc. abziehst. Vermutlich wirst du bei maximal vier Stunden pro Tag herauskommen, am Wochenende vielleicht etwas mehr. Nun kannst du dir hinter jeden Punkt auf der Prioritätenliste notieren, wie viel Zeit du dir dafür gerne nehmen würdest.

Das Ziel dieser Übung ist es weniger, einen soliden Plan herauszubekommen – das funktioniert in der Realität sowieso niemals. Aber höchstwahrscheinlich wirst du schon bei dieser oberflächlichen Betrachtung merken, dass deine Zeit nicht für die zehn Punkte auf der Liste (erwischt!) reicht. Diese Erkenntnis sorgt für etwas Druck und macht deutlich, dass es unglaublich schwer ist, sich gegen etwas zu entscheiden und ganz bewusst einen Punkt der Prioritätenliste weiter nach unten zu schieben oder gar zu streichen. Genau das ist aber oft notwendig und bringt aber nach einer schwierigen Entscheidung einen recht schnell spürbaren Gewinn an Lebensqualität mit sich – denn weniger ist bei der Wochenplanung meistens mehr.

Wenn du besonders gründlich sein willst und von dir weißt, dass es bei dir nicht nur an der Zeit scheitert, sondern dass du an den meisten Abenden vor Erschöpfung fast schon ohnmächtig ins Bett plumpst, dann kannst du die gleiche Übung wiederholen und den Prioritäten auf der Liste deine prozentuale Energie zuweisen. Ich habe schon mit Paaren zusammengearbeitet, wo ich in diesen Coachings die gleiche Übung gemacht habe und bei denen dann die Erkenntnis wuchs, dass sich Sport und der Besuch eines bestimmten Liebhabers am gleichen Tag schlicht nicht kombinieren ließen – da der Sex körperlich zu fordernd war.

Wenn wir das Thema der begrenzten Ressourcen bis hierhin zusammenfassen, dann bleibt zu sagen, dass es schwierig ist, über einen längeren Zeitraum gleichzeitig eine erfüllte Beziehung zu führen, alle zwei Tage ein Date zu haben, daneben noch neue Leute kennenzulernen und Hobbys, Arbeit und Freunden noch genügend Zeit zu widmen. Auf der anderen Seite bringt ein Fokus auf weniger Elemente mehr Achtsamkeit, Zeit, Energie und sorgt damit schnell für ein höheres Glücksempfinden.

#7: Sicherheitsdenken und Entwicklungsresistenz

Menschen sind genetisch sehr stark auf Sicherheit fokussiert. Nur wenige Vertreter unserer Gattung sind in wirklich sehr hohem Maße risikoaffin – was entwicklungsgeschichtlich sicher einige Vorteile hatte (lieber das gerade erlegte Mammut verlieren, als vom Säbelzahntiger erwischt werden), bringt in unserer heutigen Welt einige Probleme mit sich. Denn vor über 10.000 Jahren, als unsere DNA noch zu weiten Teilen die gleiche war wie heutzutage, befanden wir uns in einer ziemlich stabilen Umwelt. Fortschritt und Wachstum waren dem Menschen dieser Zeit unbekannt, und es gab auch keine Notwendigkeit dazu. Denn der Jäger und Sammler sah sich bei jedem Gang in einen x-beliebigen Urwald mit massig Nahrung versorgt und hatte aufgrund geringer Bevölkerung einfach wenig zu teilen. Insofern macht es Sinn, dass wir biologisch nicht gerade perfekt auf schnelle Entwicklungen vorbereitet sind. Erst recht nicht in so einem empfindlichen und schwierig zu verändernden Bereich wie der eigenen Persönlichkeit oder dem eigenen Verhalten.

Zwischenmenschliche Beziehungen und vor allem moderne Paarbeziehungen leben allerdings in ganz erheblichem Maße von Veränderungen. Nicht nur Schnarch weist darauf hin, dass die Differenzierung der Partner ein niemals abgeschlossener Prozess sei. Auch Holger Lendt und Lisa Fischbach, die Autoren des Buches *Treue ist auch keine Lösung*, bezeichnen eine Beziehung dem folgend als »Katalysator für die eigene Entwicklung«[7]. Derartige Entwicklungen können in verschiedensten Bereichen stattfinden, und was offene Beziehungen angeht, steht dort natürlich vor allem der Bereich der Sexualität im Fokus. Eine vergleichsweise junge Klientin kam vor ungefähr zwei Jahren zu mir und bat mich um ein Coachinggespräch. Nach einer kurzen Bestandsaufnahme und einer Klärung ihres Anliegens, das vor allem aus einer Weiterentwicklung ihrer Sexualität bestand, begannen wir damit, die Elemente ihrer alten Sexualität und ihrer neuen Sexualität gegenüberzustellen. Ihre Situation ist dabei kein Einzelfall: Bis zu einer gewissen Zeit war das Sexleben geprägt von wechselnden Liebhabern. Aufregung, Leidenschaft und Risiko spielten eine nicht unerhebliche Rolle. Da die Klientin sich mittlerweile in einer festen (monogamen) Beziehung befand, wünschte sie sich allerdings, den Übergang zu Aspekten wie Zärtlichkeit, Zweisamkeit und Vertrauen verinnerlichen zu können. In ihrem Leben waren diese Veränderungen zwar schon angekommen, aber sie fühlte nach wie vor eine Unsicherheit darüber, ob sie die Elemente der älteren Sexualität auf eine bestimmte Art und Weise vermissen sollte, oder ob ihr aktueller Weg für sie der richtige sei. Da ihre Beziehung und ihr mentales Wohlbefinden ihr ausgesprochen wichtig waren, erarbeiteten wir im Coaching einige konkrete Maßnahmen, die sie letztlich in ihrer Entwicklung bestätigten, und gleichzeitig hatte sie nun einige der älteren Elemente auf dem Schirm, die sie nun zum Teil der Beziehung werden lassen wollte. Einer späteren Rückmeldung folgend ist es ihr auch durchaus gelungen, mehr Flirts und Leidenschaft in der aktuellen Beziehung zu initiieren.

Natürlich befassen sich nicht alle Menschen so explizit und ausführlich mit eigenen Entwicklungen – was natürlich nicht heißt, dass das in vielen Fällen durchaus klug wäre. Ähnlich deutlich markierte Übergänge erwarten tatsächlich auch viele Paare, die sich für offene Beziehungen interessieren. Das Gute an diesem Interesse ist dann in jedem Fall, dass das Bewusstsein für Änderungsprozesse geschärft wird. Wichtig ist es natürlich nichtsdestotrotz, sich dieses Bewusstsein auch nach dem geglückten Start einer offenen

Beziehung zu erhalten. Die regelmäßige Frage nach den aktuellen Bedürfnissen spielt also auch hier eine große Rolle. Auf der anderen Seite besteht aber natürlich kein Zwang, sich ständig selbst zu optimieren. Pausen sind nicht nur in Ordnung, sondern notwendig. Und gleichzeitig hilft uns das Akzeptieren unserer Unperfektion, auch mal entspannen zu können und Glücksgefühlen den Raum zu geben, der ihnen zusteht.

Wenn dann aber doch mal Entwicklungen anstehen – und oft stellt sich in einem solchen Fall auch das Gefühl ein, *dass etwas nicht stimmt* –, dann dürfen wir uns diesen auch mutig entgegenstellen. Sehr häufig geht es dann beispielsweise darum, konkreten Ängsten zu begegnen. In Bezug auf offene Beziehungen sind diese Ängste sehr vielfältig, hier eine kleine Auswahl:

- Männer befürchten häufig, dass andere Männer schlimme Dinge mit ihrer Partnerin anstellen könnten. Zudem spielt hier der sogenannte Madonna-Hure-Komplex mit hinein, dem zufolge Frauen bitte unberührt und sexuell erfahren sein sollen – gleichzeitig! Mit derartigen Gedanken im Hinterkopf ist eine offene Beziehung natürlich zum Scheitern verurteilt.
- Frauen befürchten hin und wieder das zickige Konkurrenzverhalten einer Gespielin des Partners – auch andersherum ist dieses Beispiel denkbar, dann sprechen wir etwa von besitzergreifenden und aggressiven Männern, die ihre Frau als ihr Eigentum verteidigen wollen.
- Sehr häufig ist natürlich auch die Angst, den Partner zu verlieren – etwa, wenn dieser sich beim Sex in jemand anderen verliebt.

Das Problem bei Ängsten ist: Wenn diese in unserem Bewusstsein die Macht an sich reißen, dann kann das schnell unsere Zurechnungsfähigkeit negativ beeinflussen, und Intimität, Erotik und Zuneigung werden schwierig. Auch wenn wir Ängste in einem ersten Schritt immer wahrnehmen, anerkennen und wertschätzen dürfen: Langfristig lohnt es sich, in kleinen Schritten auf ihre Überwindung zuzugehen. Eine offene Beziehung bietet dabei einerseits viele Möglichkeiten, Ängste zu überwinden, allerdings geschieht das natürlich auch dadurch, dass ein solches Modell auch mit vielen Ängsten konfrontiert. Wenn die Partner sich aber über Befürchtungen, Unsicherheiten, Ängste und Sorgen austauschen, dann ermöglicht das nicht nur jeweils eine persönliche Weiterentwicklung, sondern durch das gegenseitige Öffnen und den Umgang mit Schwächen entsteht auch Vertrauen, was wiederum für den Fortbestand der Liebe essenziell ist.

#8: Probleme mit Außenstehenden

Wie wir bereits im Gespräch mit Simon und Johanna festgestellt haben, ist das Spezielle an einer offenen Beziehung ja, dass die traditionelle Partnerschaft mit lediglich zwei Beteiligten ein Stück weit aufgehoben wird. Insofern beschränken sich natürlich auch häufige Probleme nicht nur auf die Partner selbst und auf deren Beziehung zueinander, sondern auch auf den Kontakt zu anderen Personen. Zwei Bereiche, in denen es kriseln kann, sind hier denkbar:

- Potenzielle Sexpartner – durch die (angestrebte) Intimität und das ungewöhnliche Beziehungsmodell kommt es hier vor allem zu kommunikativen Hürden.
- Personen des sozialen oder familiären Netzwerks – vor allem Freunde – können das Modell einer offenen Beziehung sehr kritisch sehen.

Gehen wir beide Fälle der Reihe nach durch. Für viele ist es eine der Hauptmotivationen einer offenen Beziehung, Sex mit anderen haben zu können. Es ist allerdings nicht leicht, Leute für unverbindlichen Sex zu finden, wenn man selbst in einer Beziehung ist. Die Partnersuche selbst kostet sowieso (genau wie bei Singles) Zeit, Energie und Aufmerksamkeit. Und die Auswahl an potenziellen

Partnern wird zusätzlich limitiert, da sehr viele sich natürlich nur in Erwartung einer möglichen Paarbeziehung zu Sex bereit erklären und hier oft sehr gegensätzliche Wertvorstellungen und Lebensrealitäten aufeinanderprallen. Insofern ist die Strategie verständlich, potenziellen Sexpartnern die eigene offene Beziehung eher zu verschweigen. Allerdings ist dieses Vorgehen natürlich moralisch fragwürdig und zieht häufig einen Rattenschwanz an Folgeproblemen hinter sich her – etwa, wenn doch noch etwas herauskommt oder wenn aus dem anfänglichen Sexkontakt mehr wird. Daher ist es kein Wunder, dass die meisten Menschen, die offen lieben und sich in einer Beziehung befinden, die Frage, ob sie Single seien, nicht guten Gewissens mit *ja* beantworten können. Insofern warten hier alle Herausforderungen der klassischen Suche nach Sexpartnern inklusive einer kleinen, aber feinen Verkomplizierung. Allerdings lassen sich diese Herausforderungen mit ein paar konstruktiven und hilfreichen Perspektivenwechseln im Hinterkopf lösen:

Aus *»Ich würde selbst nicht wollen, dass mein Partner mit jemand anderem schläft. Daher werde ich auch mit dir nicht schlafen, das fände ich deinem Partner gegenüber unfair – auch wenn du sagst, dass deinem Partner das egal ist.«*

oder *»Ich habe Angst, dass ich mich beim Sex in dich verliebe. Da das aber aussichtslos ist, weil du ja bereits in einer Beziehung bist, habe ich lieber keinen Sex mit dir.«*

oder *»Ich finde es ekelhaft, mit mehreren Menschen parallel Sex zu haben. Du verarschst deinen Partner doch sowieso.«*

wird jeweils *»Wenn du das so anders siehst als ich, dann akzeptiere ich das. Vermutlich sind wir dann sexuell einfach nicht kompatibel, und besser, wir finden das so früh wie jetzt heraus, als dass wir es zu spät bemerken.«*

Ablehnende Reaktionen dieser Art kommen in vielfältigen Varianten vor und sind mal freundlicher und mal drastischer vorgetragen. So unangemessen diese manchmal sein mögen: Wir können uns in diesen Fällen immer daran erinnern, dass gerade vielleicht einfach viel Zeit, Energie und Aufmerksamkeit gespart wurde, über die sich der Partner vielleicht umso mehr freut. Auf der anderen Seite existiert natürlich auch das Problem, sich neuen Sexpartnern emotional nicht öffnen zu können – denn nur weil es in erster Linie um eine sexuelle Begegnung geht, heißt das für viele Menschen nicht automatisch, dass auch alle Gefühle ausgeklammert bleiben müssen. Davon abgesehen merken viele, dass bei steigendem sexuellen Erfahrungslevel immer mehr der Wunsch nach Weiterentwicklung aufkommt. Denn der sexuelle Akt an sich wird sonst schnell als *immer gleich* und öde empfunden, was auf Dauer natürlich unbefriedigend ist. Häufig stoßen Paare in dieser Situation dann auf die Frage, inwiefern sie ihre offene Beziehung bewusst zur Polyamorie abgrenzen wollen – oder ob ein Wechsel des Modells vielleicht sogar Sinn macht und von beiden gewünscht wird.

Abgesehen von potenziellen Sexpartnern bleibt noch die Frage, ob wir etwa unseren Freunden gegenüber von unseren Einstellungen zu der eigenen Beziehung erzählen – und mit welchem Grad an Details wir das tun wollen. Vor allem auf Frauen wartet hier das Stereotyp der Schlampe, wenn bekannt wird, dass sie nicht monogam leben. Aber auch Männer laufen Gefahr zu bemerken, dass sie plötzlich immer weniger als netter Kumpel und mehr und mehr als Macho-Aufreißer wahrgenommen werden. Beide Zuschreibungen sind natürlich unangemessen und oft beleidigend, was aber nichts an den Komplikationen ändert, die sie mit sich bringen. Ähnliches gilt für ältere Verwandte wie Eltern oder Großeltern, die von eurem »Coming-out« nicht unbedingt begeistert sind. Hier lohnt sich die Frage, wie viel die Offenheit jeweils bringt und wie viel sie abverlangt. Sieht das Kosten-Nutzen-Verhältnis zu düster aus, dann ist es natürlich absolut legitim, mit der Offenheit der Beziehung eher diskret umzugehen.

#9: Und wenn das Experiment »fehlschlägt«?

Offene Beziehungen können – wie jede andere Art von Beziehung ebenfalls – natürlich ein Ende finden. Bei offenen Beziehungen und anderen vom Standard abweichenden Modellen wird das gerne auf die Art der Beziehung geschoben. Das kann natürlich der Fall sein, aber der einzige Grund ist es vermutlich niemals. Bei monogamen Beziehungen käme auch niemand auf die Idee, den Grund für das Ende allein in der Monogamie zu sehen. Davon abgesehen, sind zwischenmenschliche Beziehungen so komplex, dass Veränderungen meistens mehrere Ursachen haben.

Auch wenn ein solches Beziehungsaus oft als *Scheitern* oder *Fehlschlag* gesehen (und empfunden!) wird: Die gedankliche Einstellung dahinter ist zwar nachvollziehbar, aber wenig hilfreich. Denn zum einen dauern Beziehungen nun aller Romantik zum Trotz nicht ewig, und zum anderen ist uns ein großes Stück weitergeholfen, wenn wir nach einer Trauer- und Selbstfindungsphase versuchen, etwas aus dem Ende der Beziehung zu lernen. Das gilt nun wieder für jede Art von Beziehung. Im Fall einer offenen Beziehung ist dazu noch die Erkenntnis möglich, dass das Beziehungsmodell für das Paar nicht optimal geeignet ist und dass Bestrebungen stattfinden, die Beziehung in einer anderen Form weiter zu erhalten. In den Beispielen in diesem Buch haben wir das bei Norman und seiner Frau sowie bei Nicole und Andreas gesehen, die ihre Aufmerksamkeit nach einer Experimentierphase wieder anderen Beziehungsaspekten als der Offenheit gewidmet haben.

Insofern kann es durchaus hilfreich sein, sich auch vor Beginn des Experimentes über die Möglichkeit eines »Scheiterns« auszutauschen. Denn so können wir von vorneherein viel Druck herausnehmen und es uns leichter machen, so viel wie möglich aus der *offenen* Zeit mitzunehmen. Diese Perspektive schafft eine Win-win-Situation und sorgt gleichzeitig oft für den notwendigen Mut. Apropos Mut …

#10: Wenn der Spaß auf der Strecke bleibt

»Oli, ich habe da jetzt echt keine Lust drauf! Wir haben das Thema schon tausendmal durchgekaut, und bei mir ist angekommen, dass du gerade mehr Zeit mit mir willst und dass es dich stört, dass ich mit anderen gerade so aktiv bin. Ich bin mir auch sicher, dass wir da bald eine Lösung finden werden. Aber nicht mehr heute Abend!« Oli sieht schuldbewusst aus, gibt aber noch nicht auf. »Schatz, ich meine das nicht als Vorwurf, aber du weißt, dass du mir auch immer sagen kannst, wenn ich dir das Leben leichter machen kann. Und das tust du ja dann auch. Ich fühle mich gerade irgendwie etwas benachteiligt!« Nina blickt Oli schweigend an und beginnt langsam damit, ihren vorwurfsvollen Blick aufzusetzen. Während ihre rechte Augenbraue sich weiter zu heben beginnt, knickt Oli ein.

»Na gut, du hast gewonnen. Aber dann lass uns Nägel mit Köpfen machen: Wir suchen uns jetzt einen Termin, auf den wir unsere Unterhaltung vertagen. Das ist für mich nämlich alles andere als gegessen. Und dann suchen wir uns direkt auch noch einen Termin, an dem wir was Schönes machen, nur wir zwei!« Oli sieht ob seines ausgesprochen weisen Vorschlages sehr zufrieden aus und schaut Nina nun wiederum erwartungsvoll an. Beide können sich ein Grinsen nun nicht mehr verkneifen. »Oje, wir sind schon zwei Spezialisten«, murmelt Nina und umarmt Oli. »Dein Vorschlag ist wie immer natürlich super. Und ich fordere jetzt ausdrücklich, dass der Rest des Abends auch für schönere Sachen reserviert wird.«

Klar, eine Beziehung bedeutet auch immer persönliche Entwicklung. Und ja, auch regelmäßige Gespräche gehören dazu, die im Fall einer offenen Beziehung auch häufig eher komplizierter Natur sind. Es warten viele Herausforderungen, die bezwungen werden wollen und manchmal fühlt es sich an, als ob man in einem dunklen Raum voller rostiger Nägel nach der Goldmünze suchen muss. Zusammengefasst: Alle diese anstrengenden Seiten gehören zu einer

Beziehung, mit der man Neuland betritt, einfach dazu. Gerade in anstrengenden Entwicklungsperioden neigen Paare aber dazu, die gesamte gemeinsame Zeit mit schwierigen Gesprächen zu verplanen – beziehungsweise diesen im akuten Fall Raum zu geben. Und wenn das über einen zu langen Zeitraum so weitergeht, dann werden diese energiefressenden Unterhaltungen irgendwann selbst zum Problem.

Nicht nur, dass schnell das Gefühl auftaucht, sich im Kreis zu drehen und überhaupt keine Fortschritte zu machen (die man eigentlich nur nicht sieht, da man die Ergebnisse einfach in zu kurzen Abständen betrachtet). Es fehlen auch bald alle die Dinge, die eine Beziehung lebens- und den Partner liebenswert machen.

Denn zu einer Partnerschaft gehören natürlich auch die schönen Seiten. Das können Kleinigkeiten sein, wie etwa hier und da ein verliebter Blick, eine vertraute Geste, eine kurze Umarmung oder gar ein leidenschaftlicher Kuss (der nach einem Streitgespräch nur selten gelingen will). Aber auch größere gemeinsame Aktivitäten, für die es mittlerweile den Trendbegriff *Quality Time* gibt, zählen dazu. Von Paar zu Paar können die sehr verschieden sein: Klassisch sind der gemeinsame Saunagang, der Filmabend auf der Couch oder das Candle-Light-Dinner, das auch für Anti-Romantiker bisweilen sehr schön ist. Andere Paare frönen aber auch schon mal etwas individuelleren Hobbys, sei es das Live-Action-Roleplay-Wochenende, ein Abend mit Super Mario Kart oder ein Besuch im Stamm-SM-Club. Was es auch ist: Denkt daran, hier kreativ und abwechslungsreich zu sein. Wer viel an sich und an der Beziehung arbeitet, verdient auch Entspannung, Spaß und anderweitige Betätigung. Diejenigen Klienten von mir, die mit einem Anliegen im Bereich einer offenen Beziehung ein Coaching mit mir beginnen, sind oft sehr reflektiert und daher besonders »anfällig« für diese Falle. Wenn du es also auch von dir kennst, dass du gerne stundenlang über Gefühle und Beziehungen nachdenkst und auch darüber sprichst, dann bist du damit jetzt hochoffiziell vorgewarnt!

VI.

Schlusswort: Mut wird belohnt

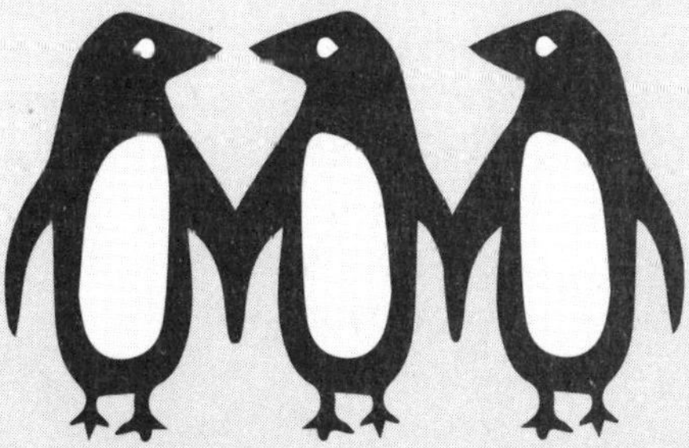

Ach weißt du, auch wenn mich die ganzen Erzählungen von Oli und Nina in letzter Zeit etwas neugierig gemacht haben und ich viel darüber nachgedacht habe: Eigentlich bin ich mit unserer Beziehung so weit ganz zufrieden.« Björn nickt zustimmend und ergänzt: »Ja, interessant, dass du das sagst. Mich hat das auch etwas umgetrieben. Vor allem, weil ich immer dachte, dass eine offene Beziehung sowieso nicht funktioniert. Aber ganz so einfach scheint es ja nicht zu sein. Und man muss Oli und Nina wirklich lassen, dass die beiden echt souverän an die Sache herangehen. Ich sehe das so wie du, mir wäre das zu stressig, und ich hätte dann auch einfach Angst, dich zu verlieren.«

»Schatz, wollen wir das mit der offenen Beziehung nicht einfach mal ausprobieren? Ich bin da total hin- und hergerissen, aber ich glaube, dass ich irgendwann verrückt werde, wenn ich mich nie traue, das mal auszuprobieren! Bei Oli und Nina klappt es ja auch, und wenn es dir lieber ist, können wir ja uns ja vorab auf die Zeit einigen, die wir dem Experiment geben wollen. Was meinst du?« Steffen schwankt nach dieser Aussage von Tanja zwischen Neugier und Sorge – der Gesichtsausdruck, den er dabei produziert, wäre fast komisch anzusehen, wenn die Situation nicht tatsächlich eher eine ernsthafte wäre. »Du weißt ja, dass ich mich damit nicht leichttue. Aber du hast schon recht, kalt lässt mich der Gedanke, das mal auszuprobieren, auch nicht. Lass uns vielleicht ein paar Vereinbarungen überlegen, dann würde es mir, glaube ich, leichter fallen, mich darauf einzulassen.« Tanja sieht zufrieden aus und entgegnet direkt: »Ja, auf jeden Fall! Bitte kein Sex im Freundeskreis. Ich fände es toll, wenn wir uns immer erzählen, sobald wir mit jemandem was hatten. Aber Details bitte nur auf explizite Nachfrage.«

»Ja, das klingt schon mal gut. Und wir sollten bitte beide die Möglichkeit haben, das Experiment jederzeit abzubrechen oder mindestens zu pausieren. Mir ist es auch wichtig, dass wir in zwei Monaten mal darüber sprechen, wie wir damit klarkommen.« – »Ja, auch damit kann ich gut leben. Meinst du, wir haben noch was vergessen?«

»Seit du zumindest nicht mehr jede Woche ein Date hast, geht es mir schon deutlich besser«, sagt Oli, und seinem Lächeln sieht man an, dass diese Aussage wohl zutrifft. »Ach Schatz, das tut mir leid, wenn ich ab und zu mal etwas über die Stränge schlage und dich das belastet. Du weißt ja, dass ich zu Extremen neige. Aber ich arbeite ja daran und mache, glaube ich, auch Fortschritte.« – »Ja, definitiv. Und du merkst ja auch, dass ich nicht mehr so eine Art Parallelbeziehung führe. Ich glaube, dass ich mich da etwas drauf versteift habe, weil ich ehrlich gesagt etwas Angst hatte, dich zu verlieren.« Oli und Nina küssen sich an dieser Stelle und müssen dann spontan beide laut lachen. »Also wir sind wirklich unglaublich romantisch. Reden hier darüber, mit welchen anderen wir noch so Sex haben, und lieben uns gerade voll. Wir sollten mal einen Film über uns drehen, das wäre endlich mal was anderes als dieser ganze Hollywood-Kitsch.« Nina strahlt und fügt leicht neckisch hinzu: »Das wäre vielleicht dann mal ein Liebesfilm, den sogar du dir anschauen würdest, was? Ne, aber im Ernst. Ich bin gerade zufrieden, so wie es bei uns läuft. Wenn wir jetzt irgendwie einen Zwang hätten, uns sexuell treu sein zu müssen, würde ich mich, glaube ich, wirklich eingeengt fühlen. Für mich ist Freiheit echt wichtig, das habe ich in den letzten Wochen definitiv gelernt …«

Stellen wir uns kurz vor, wie die Geschichten der Protagonisten nach diesen Gesprächen wohl weitergehen könnten. Björn und Karla sind weiter ein glückliches Paar, die eine Offenheit in ihrer Beziehung, wie Oli und Nina sie leben, vermutlich nicht brauchen. Trotzdem wird die Neugier auf alternative Modelle sich hier und da vermutlich noch mal blicken lassen. Wenn die beiden aber mit offenen Augen durch die Welt gehen, dann sollte es ihnen möglich sein, an dieser und an anderen Herausforderungen zu wachsen.

Wie in jeder anderen Beziehung wird es zu Krisen kommen, und ob die Beziehung der beiden für den Rest ihres Lebens hält, ist sowieso immer ungewiss. Vielleicht will Karla irgendwann unbedingt Kinder, Björn kann sich aber eine Familiengründung partout nicht vorstellen. Das wären keine guten Voraussetzungen, und nur sehr wenige Beziehungen überstehen einen solchen Grundsatzkonflikt, der sich naturgemäß nicht immer voraussehen lässt. Wenn die beiden etwas Glück haben, steht einer langen gemeinsamen Zeit mit allen Höhen und Tiefen, die für eine erfüllende Beziehung typisch sind, aber nichts mehr im Weg.

Steffen und Tanja wagen sich an das Experiment einer offenen Beziehung. Vielleicht beschließen sie nach den ersten zwei Monaten, dass beide zumindest aktuell noch nicht damit klarkommen, ihrem Partner sexuelle Begegnungen mit anderen Menschen zuzugestehen. Wenn die Eifersucht zu stark ist und zu viele Verlustängste in der Beziehung sind, dann verschieben sich in so einer Situation schnell die Prioritäten, und wenn das Paar dies erkennt, lassen sich Schritte einleiten, um diesen neuen Herausforderungen zu begegnen. Vielleicht reicht den beiden dann ein kluges Buch zum Thema, vielleicht gönnen sich beide auch ein paar Sitzungen beim Paartherapeuten oder einzeln im Beziehungscoaching.

Möglicherweise stellen die beiden aber auch fest, dass die anfänglichen Bedenken gegenüber einer offenen Beziehung eher unbegründet waren, und empfinden die neu gewonnene Freiheit als echte Bereicherung – die die beiden trotz Erlebnissen mit anderen sogar noch näher zueinanderführt und eine ganz neue Dimension von Offenheit und Ehrlichkeit ermöglicht. Auch hier können natürlich nach einiger Zeit wieder neue Herausforderungen auf dem Plan stehen, denen sich die beiden entweder in Eigenregie oder mit professioneller Unterstützung stellen. Und klar, genau wie bei Björn und Karla oder jedem anderen Pärchen kann es auch zu unvorhersehbaren und unüberbrückbaren Differenzen kommen, die

die Beziehung nicht übersteht. Aber wir müssen den Teufel ja nicht an die Wand malen – wünschen wir den beiden stattdessen lieber alles Gute!

Auch die Frage, wie es mit Oli und Nina weitergeht, ist natürlich ziemlich spannend. Tritt die Offenheit der Beziehung bei den beiden irgendwann so weit in den Hintergrund, dass sie gar nicht mehr von einer offenen Beziehung sprechen würden? Ist es so selbstverständlich, dass Sex mit anderen kein Drama ist (oder kommt das einfach ganz zwanglos sehr selten vor), dass die beiden beschließen, sich vom Label zu lösen und ihre Beziehung einfach als ganz natürlich und individuell zu ihnen passend anzusehen? Denkbar ist es auf jeden Fall …

Aber vielleicht gewinnen die beiden (alternativ oder zusätzlich) zu dieser Entwicklung die Erkenntnis, dass eine Beziehung so dynamisch ist, dass sie einfach gewisse Phasen besitzt. Nach der anfänglichen stürmischen Phase, in der sich Oli mit vielen Frauen austobt und Nina sich mit ihrer kleinen Nebenbeziehung in Richtung Polyamorie vortastet, scheint sich ja im letzten Gespräch eine entspanntere Zeit anzudeuten, in der die beiden sich vor allem wieder mehr aufeinander konzentrieren. Aber ob diese Phase ewig dauern wird, möchte ich gerne anzweifeln. Vielleicht entdeckt Nina in sich irgendwann das Bedürfnis, nicht nur eine Nebenbeziehung, sondern eine zweite Hauptbeziehung zu führen? Vielleicht wünscht sie sich dann einen zweiten Mann in ihrem Leben oder führt die Beziehung mit einer Frau – etwas, was sie sich möglicherweise schon seit Langem wünscht und was keine unmögliche Entwicklung wäre.

Denkbar wäre die weitere Beziehung Olis mit einem Mann natürlich ebenfalls, aber es ist wohl kein Geheimnis, dass Bisexualität bei Männern noch viel mehr tabu ist als bei Frauen. Aber wenn das tatsächlich nicht seinen Bedürfnissen entspricht, dann wären ja auch noch viele andere Lösungen denkbar. Versucht er sich anstatt an weiteren sexuellen Kontakten auch an einer tiefer gehenden

Beziehung? Oder packt ihn wieder die Lust auf Abwechslung? Wir neigen dazu, Letzteres eher abzuwerten und der intimen Sexualität in der Paarbeziehung eine höhere Bedeutung beizumessen. Aus meiner Sicht hat trotzdem beides Beachtung verdient, und natürlich trägt es zur eigenen Beziehungsfähigkeit bei, in beiden Bereichen Erfahrungen gesammelt und sich weiterentwickelt zu haben. So oder so, auch bei Nina und Oli gibt es viele weitere spannende Richtungen, in die sie sich entwickeln können – auch ob das miteinander oder getrennt passiert, ist natürlich offen. Aber auch hier drücken wir natürlich gerne die Daumen, dass es beiden sowohl als Einzelpersonen als auch in ihrer Beziehung gut ergeht.

Und wie geht es für dich weiter?

Nachdem wir uns im ersten Kapitel kurz kennengelernt haben und die wichtigsten Grundlagen für das weitere Vorgehen geklärt wurden, haben wir uns im zweiten Kapitel dieses Buches mit vielen Facetten von offenen Beziehungen beschäftigt. Wir haben uns nicht nur mit den verschiedenen Labels beschäftigt, die Menschen gerne auf ihre Beziehung kleben und sich damit nicht immer, aber sehr häufig selbst einengen. Wir haben herausgefunden, dass extreme Lösungen oft ein schwieriger Weg sind und dass in vielen Fällen ein eher ausgewogeneres Vorgehen zum Erfolg führt – was für alle Lebensbereiche, aber vor allem auch für Beziehungen gilt. Und wir haben uns durch die Gespräche mit meinen Interview-Partnern einen ganz konkreten Überblick darüber verschafft, welche Vielfalt an offenen Beziehungen es in der Realität gibt, wie diese ausgelebt werden und was die Paare dabei denken und fühlen. Auch haben wir daran gedacht, uns explizit mit den nicht ganz unwichtigen Themen Liebe und Sex zu beschäftigen.

Im dritten Kapitel haben wir uns der häufigsten Mythen angenommen, die über offene Beziehungen kursieren und vermutlich viele Menschen, für die Gedanken in diese Richtung ein Gewinn sein könnten, abschrecken, sich dem Thema angemessen zu nähern. Wir haben gesehen, dass Gelassenheit gegenüber anderen Menschen und deren Meinungen, Ansichten und Wertvorstellungen eine echte Alternative ist – auch und vor allem dann, wenn ein Bild über Liebe und Beziehung uns etwas abstrus vorkommt. Denn menschliches Verhalten ist so gut wie immer nachvollziehbar. Zumindest, wenn man nicht immer versucht, eine oberflächliche und rationale Logik zugrunde zu legen, sondern sich stattdessen empathisch in die Gefühlswelt und Wahrnehmung einer anderen Person hineinversetzt. Auch Menschen, die kopflastig sind, hilft es häufig, sich zu vergegenwärtigen, dass Gefühle uns meistens viel intensiver beeinflussen als Logik und Argumente. Aber wir können ebenfalls die Erkenntnis mitnehmen, dass wir keine Pflicht haben, uns ständig in andere Menschen hineinzuversetzen. Stattdessen ist es jederzeit erlaubt, andere Meinungen auch mal andere Meinungen sein zu lassen und sich lieber auf sich selbst zu konzentrieren – die Fähigkeit, zu entscheiden, in welcher Situation was hilfreicher und angemessener ist, betrachte ich als entscheidendes Merkmal für eine individuelle Reife.

Um uns Klarheit darüber zu verschaffen, warum Menschen überhaupt bereits ausgetretene (im negativen und im positiven Sinne) Pfade verlassen, haben wir uns im vierten Kapitel mit den Motivationen und Begründungen beschäftigt, die offen liebende Menschen häufig angeben. Das für sich selbst gründlich zu klären, ist wohl ebenfalls ein Prozess, der das Leben leichter macht und zur Entwicklung der Persönlichkeit beiträgt. Zudem fühlt sich vieles stimmig und richtig an, wenn das Gesamtkonzept Hand und Fuß hat – und dieses Gesamtkonzept beginnt nun einmal mit der individuellen Motivation.

Im fünften Kapitel haben wir uns dann eingehend mit Herausforderungen beschäftigt und eine noch pragmatischere Perspektive eingenommen. Wenn du dieses Buch nicht nur aus bloßem Interesse am Thema oder einer Art wissenschaftlicher, aber distanzierter Neugier gelesen hast (was auch vollkommen okay ist!), dann wurde es hier besonders spannend für dich. Zumindest, wenn du das Gefühl hattest, dass deine Herausforderung auch aufgetaucht ist. Aber natürlich kann es auch sein, dass ausgerechnet dein Problem nicht Teil des Kapitels war. Das ist natürlich schade, lässt sich aber bei der Komplexität zwischenmenschlicher Beziehungen und den daraus resultierenden, unglaublich vielfältigen Anliegen nicht ganz vermeiden. Ich möchte dich aber nicht im Regen stehen lassen, kontaktiere mich daher gerne über meine Seite im Netz – bislang habe ich noch auf jede Nachricht geantwortet, daher musst du lediglich ein klein wenig Geduld mitbringen.

Nachdem du jetzt also weißt, was sich hinter Labels von offenen und polyamoren Beziehungen verbirgt, von welchen Mythen du dich nicht abschrecken lassen musst, warum man überhaupt offen lieben wollen könnte und welche Herausforderungen und Belohnungen auf dich warten können, möchte ich dich zum Abschluss noch etwas ermutigen. Nein, nicht dazu, jetzt *doch bitte endlich mal* eine offene Beziehung zu führen. Wie schon gesagt: Ich möchte hier kein spezifisches Modell »verkaufen«, denn das wäre ein sehr unsinniges Vorhaben. Aber wenn ich es geschafft haben sollte, dich dazu zu motivieren und zu inspirieren, dich näher mit deinen eigenen Beziehungsvorstellungen zu beschäftigen und auf diesem Weg auch den einen oder anderen mutigen Versuch zu wagen, dann freue ich mich und sage nur: Klingt nach 'ner guten Idee!

Übernimm die Verantwortung, mach dir einen Plan und gehe alle Schritte hin zum Ziel. Auch die Schritte, die vielleicht unangenehm oder sogar schmerzhaft sind. Vor allem die, die du dich eigentlich gar nicht zu gehen traust. Denn diese werden besonders belohnt. Aber geh auch ganz bewusst die Schritte, die leichtfallen und die Spaß machen. Oft sind das genau die Belohnungen, die auf dich warten – und wir nehmen den Aufwand ja nicht auf uns, um uns dann die Belohnung entgehen zu lassen, oder? Wenn es dir zwischendurch mal am nötigen Mut und an der nötigen Entschlossenheit mangeln sollte (und wem passiert das nicht hin und wieder), dann nutze gerne diesen durch den amerikanischen Unternehmer Steve Jobs berühmt gewordenen Gedanken, den ich als sehr hilfreich empfinde: *Was würdest du tun, wenn du wüsstest, dass du nur noch eine sehr kurze Zeit zu leben hättest?* Aus dieser Perspektive heraus fällt es dir leicht, Mut zu fassen und den nächsten Schritt zu gehen. Wenn du dich aber gut kennst und weißt, dass du eher zur Selbstüberschätzung neigst, dann kannst du dich auch bewusst mit einer etwas weitsichtigeren Sicht auf die Zukunft konfrontieren und dich fragen: Mit welcher Lösung fühlst du dich maximal wohl? Wenn du beide Fragen kombinierst, landest du vermutlich irgendwo in einer sehr gesunden Mitte. Ja, das Finden einer guten Balance ist oft schwierig, aber wenn wir das hinbekommen, sorgt das für erfüllte Beziehungen und für ein glückliches Leben.

Unabhängig davon hoffe ich, dass du aus diesem Buch so viel wie möglich mitnehmen kannst. Wenn du das Gefühl hast, dass ein paar konkretere Hilfestellungen dich weiterbringen, dann lade ich dich gerne auf einen kurzen Besuch auf meine Seite im Netz ein. Du findest dort zahlreiche Artikel zu einzelnen Themen, unter anderem auch rund um offene Beziehungen. Ach ja, und ich habe dort eine kleine Überraschung für dich, die du dir kostenlos herunterladen kannst. Schau einfach hier:

www.nilsterborg.de/liebdochwieduwillst

Unter anderem findest du auf der Seite einen meiner 5-Minuten-Impulse, dort natürlich den zu offenen Beziehungen. Auf ein paar Seiten helfe ich Lesern dabei, herauszufinden, ob sich das Experiment einer offenen Beziehung lohnt – oder vielleicht auch nicht. Wir klären in diesem kleinen E-Book, welche Rolle Eifersucht spielt, was du tun kannst, wenn dein Partner deine Begeisterung nicht teilt, und wie hoch das Risiko in deinem Fall sein könnte, dass die Beziehung die Öffnung nicht übersteht.

Ohne mich selbst loben zu wollen: Wenn ich dir in diesem Buch eine bestimmte Richtung vorgegeben hätte oder dich mit allzu konkreten Ratschlägen überschwemmt hätte, wäre ich ein schlechter Coach. Aber ich hoffe, dass ich dir viele spannende Beispiele skizzieren konnte, die dich zum Nachdenken angeregt haben und dir die eine oder andere (oder im besten Fall ganz viele!) Anregung mitgeben konnten. Ich empfehle also, dass du die einzelnen Situationen, Paare und Personen vor dem inneren Auge noch mal durchgehst. Bleibst du danach eher bei Karla und Björn, die mit ihrer klassischen Beziehung nach wie vor zufrieden sind? Oder hältst du es eher mit der Neugier von Steffen und Tanja, die sich mal an das Experiment wagen wollen? Aber vielleicht fragst du dich ja auch, wie es mit deiner offenen Beziehung weitergeht, und dir haben die Geschichten von Oli und Nina weitergeholfen. Egal, was du für dich daraus mitnimmst, ich wünsche dir auf dem Weg nur das Beste! Und bis dahin bleibt mir nicht mehr viel zu sagen. Außer meiner üblichen Verabschiedung:

Ich wünsche dir viel Spaß auf dem Weg zu deiner glücklichen, aber nicht zu perfekten Beziehung – egal, wie offen sie letztlich ist!

VII.

Anhang

Glossar

Bindungsangst: Genau wie *offene Beziehung* ein Trendbegriff, der durch zahlreiche populäre Veröffentlichungen leider weniger in den Genuss einer klaren Definition gekommen ist. Denn auch wenn wir natürlich sofort eine grobe Vorstellung haben, die irgendetwas mit Nähe und Distanz zu tun hat: Was damit genau gemeint ist bleibt eher schleierhaft. Dient der Begriff dazu, andere zu bezeichnen, etwa, wenn ich eine Beziehung suche und die aber immer nur Sex? Oder geht es um die eigene Bindungsangst, die mich aber eigentlich auf eher gesunde Art und Weise darauf aufmerksam machen will, dass meine Beziehung einem toten Pferd gleicht, von dem ich besser schnell abspringen sollte?

Eifersucht: Wird oft als Gefühl beschrieben, ist aber eigentlich eher eine Gefühlsmischung. Und es hilft auch, wenn wir Eifersucht näher auf den Grund gehen, die beteiligten Gefühle (Wut, Trauer, Neid, Hass) herausfinden und uns dann konstruktiv um Lösungen bemühen.

Fremdverliebtsein: Der Ausdruck *fremdverliebt* hat aus meiner Sicht eine nicht zu unterschätzende abwertende Konnotation, allerdings beschreibt er davon abgesehen recht treffend den Sachverhalt, der zunächst einfach klingt: Ein Mensch in einer Beziehung verliebt sich in einen anderen Menschen als den Partner. Probleme ergeben sich hier aus Schuldgefühlen, Angst davor, etwas zu verpassen, und den Eifersuchtsgefühlen des Partners.

Intimität: Dank David Schnarch können wir fremd- und selbst bestätigte Intimität unterscheiden. Aus fremd-bestätigter Intimität entsteht oft ein Verhalten, das wir als Klammern bezeichnen und bei Paaren finden, die nicht ohne einander können und dem Bild von den zwei Einbeinigen entsprechen, die nur gemeinsam laufen können. Wer zu selbstbestätigter Intimität finden will, schafft das, indem er sich den eigenen Herausforderungen, etwa in Hinblick auf Eifersucht, Verlustängsten und Selbstwertkomplexen, stellt. Die Belohnung ist groß, denn wenn das geschafft ist, wird eine Beziehung auf Augenhöhe möglich, in der zwei selbstständige Partner miteinander Zeit verbringen und Liebe teilen können, aber auch Phasen aushalten können, in denen der Partner mal nicht zur Verfügung steht. Somit ist das Thema insbesondere für offene Beziehungen ziemlich relevant.

Mingle: Laut Wikipedia eine *Wortkreation aus den englischen Begriffen »mixed« und »Single«*, die einen Zwischenzustand zwischen dem Single-Dasein und dem Beziehungsstatus beschreiben soll. Vermutlich aus dem Bedürfnis heraus entstanden, auch hierfür ein Label zu finden, stecken dahinter natürlich auch wieder einige spezifische Anliegen. Viele Mingles sehen sich daher mit der schwierigen Entscheidung konfrontiert: Gehe ich einen Schritt hin zur Beziehung oder einen Schritt zurück zum Singleleben?

Monogamie: Bezeichnet eigentlich die Sitte, eine Ehe mit nur einem Partner einzugehen. Etwas weiter gefasst und sich nicht aufs Heiraten beziehend wäre der Begriff *Monoamorie* passender, der sich auch so gut als Gegenstück zur Polyamorie erkennen lässt. Dieser bezeichnet dann das lebenslange, treue und sexuell-exklusive Zusammenleben mit einem Partner. In Form eines romantischen Ideals streben die meisten Menschen in unserer Gesellschaft diese Art Zweisamkeit an. Einen Sonderfall kennen wir hier noch, die sogenannte *serielle Monogamie*. Hier wird das zugrunde liegende Konzept eigentlich ad absurdum geführt, da aus der lebenslangen Monogamie viele kleinere Phasen entstehen, die jeweils von sexueller und partnerschaftlicher Exklusivität geprägt sind. In diesem Zusammenhang ist auch der etwas spöttische Begriff *Lebensabschnittsgefährte* entstanden.

Quarter-Life-Crisis: Die bekannte Midlife-Crisis kam zur Beschreibung der Situation auf, in der viele Beteiligte der Baby-Boomer-Generation in ihren Vierzigern und Fünfzigern stecken. Vor allem die Frage *Wie, war das schon alles?* belastet hier oft, drängt dann aber auch häufig dazu, Änderungen anzustreben.

Die Quarter-Life-Crisis ist demnach das entsprechende Phänomen der Generation Y. In den Mittzwanzigern kommt es auch zu einer Art Krise, allerdings geht es hier um die Schwierigkeit, zwischen zahllosen Alternativen eine Entscheidung zu treffen. Die Alternativen können sich dabei auf berufliche Möglichkeiten, aber auch auf private Dinge wie die Wahl eines Partners beziehen.

Polygamie: Bezeichnet eigentlich die Vielehe, die etwa in manchen mormonischen und muslimischen Kulturen praktiziert wird. Unterscheiden lässt sich hier noch in Polygynie (ein Mann, mehrere Frauen) und Polyandrie (eine Frau, mehrere Männer). Davon abgesehen, dient der Begriff häufig aber auch als Gegenstück zur Monogamie und wird mittlerweile häufig für offene und polyamore Beziehungen genutzt. Dadurch geht es hier vor allem um sexuelle Freiheit und um einen Gegenentwurf zum monogamen Zusammenleben inklusive sexueller und partnerschaftlicher Exklusivität.

Die Paare und Personen im Buch

Die folgenden drei Paare sind in ihrer Gesamtheit ein Produkt meiner schriftstellerischen Freiheit. Nicht jedes Coaching und nicht jeder Erfahrungsbericht eignet sich in seiner Gesamtheit, als Geschichte mit Mehrwert dargestellt zu werden. Da es in Beziehungen aber auch oft um Details geht und die Kombinationen dieser Details bisweilen sehr vielfältig sind, kennt natürlich jeder reale Entsprechungen der drei Paare. Somit basieren alle Erlebnisse und Charaktereigenschaften hier auf realen Vorbildern.

Steffen und Tanja: Haben keine Erfahrung mit offenen Beziehungen, finden das Ganze aber irgendwie interessant, auch wenn Steffen das nicht immer gerne zugibt und sich damit bisweilen noch etwas schwertut. Ihre Motivation ist zudem unterschiedlich; Tanja reizt das Neue und das Emotionale, Steffen findet vor allem personelle Abwechslung im Bett spannend.

Karla und Björn: Sind das sympathische Durchschnittspärchen von nebenan. Halten eher weniger von einer offenen Beziehung und verstehen den ganzen Rummel um Trends manchmal nicht. Auch wenn es hier und da mal knallt, sind die beiden zusammen doch recht glücklich und zufrieden.

Oli und Nina: Haben sich gerade auf das Experiment der offenen Beziehung eingelassen, stehen da mit ihren Erfahrungen aber noch ganz am Anfang. Trotzdem sind sie stolz darauf, so mutig zu sein, und stehen auch häufiger mal im Freundeskreis im Zentrum der Aufmerksamkeit – was sie bisweilen überfordert.

Auch wenn jedes systemische Coaching natürlich viele Personen mit in Prozess einbezieht, arbeite ich mit meinen Klienten vorwiegend in Einzelgesprächen zusammen. Die hier dargestellten Personen habe ich daher als Auswahl getroffen, da ihre Geschichten und Hintergründe an verschiedenen Stellen im Buch sehr gut passten und sich als gleichzeitig illustrierende, als auch als lehrreiche Beispiele erwiesen. Die Namen und manche Details sind natürlich angepasst, um die Anonymität der Klienten zu wahren – die sich im Übrigen ausnahmslos alle über die Gelegenheit gefreut haben, in diesem Buch aufzutauchen.

Nicole und Andreas: Mich hat der Mut beeindruckt, mit dem sich die beiden darangemacht haben, aus dem »Schicksalsschlag« der Verliebtheit eine Chance zu machen – und gleichzeitig die eigene Beziehung und die Familie zu erhalten. Mich haben die Coachinggespräche noch mal eindrücklich gelehrt, dass auch schwierige Situationen und Herausforderungen, die uns oft als *zu groß* erscheinen, im Leben auch ihren berechtigten Platz verdienen.

Sabine: Ist eine selbstbewusste Mittdreißigerin, die sich einen offeneren Umgang mit Sexualität und vor allem mit Seitensprüngen wünscht. Da sie mit ihrem Mann ein gemeinsames Kind hat, erscheint ihr die Situation brenzlig, und sie versucht daher aktiv, ein klärendes Gespräch zu initiieren.

Norman: Sieht sich im Berufsleben eines mittelständischen Unternehmens täglich vielen Herausforderungen gegenüber und ist es daher gewohnt, diesen aktiv zu begegnen. Auch in seiner neu aufgenommenen Beziehung zu seiner Frau, mit der er eine Familie gegründet hat, sucht er vor allem nach pragmatischen Lösungen, die es ihm und ihr ermöglichen, glücklich zusammenzuleben und Bedürfnisse nicht zu verdrängen, sondern zum Teil der Beziehung zu machen.

Um ein paar detaillierte Einsichten in das Leben von Paaren zu erhalten, die auch seit längerer Zeit sehr glücklich eine Beziehung realisiert haben, die sich im weitesten Sinne als *offen* bezeichnen lässt, habe ich mich zusätzlich auf die Suche nach geeigneten Interviewpartnern gemacht – Menschen in glücklichen Beziehungen, die sich vor keiner Herausforderung sehen, suchen mich als Coach natürlich eher selten auf, was wohl einer der Nachteile meines Berufes ist. **Jess**, **Ben**, **Simon** und **Johanna** sind also genau wie **Marina** aus meinem erweiterten sozialen Netzwerk »rekrutiert« und waren ebenfalls sehr begeistert von der Idee, ihre Gedanken als Teil dieses

Buches zu veröffentlichen. Der Kontakt zu **Jörg** ist über ein themenspezifisches Forum zustande gekommen, und auch ihm merkt man natürlich an, dass er sich schon etwas länger mit Fragen zu den Themen Liebe, Beziehung und Sexualität befasst.

Danksagung

Vorab möchte ich natürlich zuerst allen beteiligten Personen danken, die so offen waren, ihre Geschichten mit uns zu teilen. Das ist alles andere als selbstverständlich, da es nicht nur um makellose Erfolgsgeschichten geht und Scheitern in unserer Gesellschaft leider noch lange nicht als notwendiger Teil von Lern- und Entwicklungsprozessen angesehen wird. Den Wert dieser Rückmeldungen würde ich daher mit den Worten einer Leserin von mir beschreiben, die mir kürzlich einen Kommentar auf meiner Seite im Netz schrieb: »Vielleicht bringt [meine Offenheit] auch andere dazu, sich eher zu öffnen.« Nein, du musst jetzt weder ein Buch schreiben und natürlich auch keinen öffentlichen Vortrag über deine Beziehungsprobleme halten. Aber du darfst dich selbst für deine weitere Entwicklung öffnen. Das ist oft schon schwer genug, aber wenn das geschafft ist, wartet schon dein Partner, der sich bestimmt auch freut, wenn du ihm dein Herz ausschüttest. Auf jeden Fall wird es euch weiterbringen.

Gleichzeitig möchte ich meiner Partnerin danken, die es nun schon eine recht lange Zeit mit mir aushält. Und ich mache mir da nichts vor: Mit jemandem zusammen zu sein, der ständig und derart explizit über Beziehungen redet, ist garantiert anstrengend! Trotzdem hält sie das nicht nur aus, sondern auch zu mir, bei Höhen und natürlich auch bei Tiefen.

Ebenfalls ein Dank geht an meinen Literaturagenten Dr. Martin Brinkmann, ohne den dieses Buch in der vorliegenden Form gar nicht erst entstanden wäre.

Quellen

1 *Mary, Michael (2013): Die Beziehungstrickkiste: Einfache Strategien für den Umgang mit Schuldzuweisern, Eifersüchtlern und anderen Beziehungskillern. München: GU Verlag, S. 6.*

2 *Schnarch, David (102011): Die Psychologie der sexuellen Leidenschaft. München: Piper, S. 121f.*

3 *Ryan, Christopher & Jetha, Cecilia (2011): Sex at Dawn: How We Mate, Why We Stray, and What It Means for Modern Relationships. New York: Harper Perennial: S. 98.*

4 *Schnarch, David (2011): Die Psychologie der sexuellen Leidenschaft. München: Piper, S. 366*

5 *Easton, Dossie & Hardy, Janet W. (2014): Schlampen mit Moral: Eine praktische Anleitung für Polyamorie, offene Beziehungen und andere Abenteuer. München: mvg Verlag, S. 140.*

6 *Mary, Michael (2013): Die Beziehungstrickkiste: Einfache Strategien für den Umgang mit Schuldzuweisern, Eifersüchtlern und anderen Beziehungskillern. München: GU Verlag, S. 44.*

7 *Lendt, Holger & Fischbach, Lisa (2014): Treue ist auch keine Lösung: Ein Plädoyer für mehr Freiheit in der Liebe. München: Piper, S. 252.*

Literatur

Als kleine Service-Leistung liste ich dir hier nicht nur die im Buch verwendeten Titel auf, sondern gebe dir direkt die Links mit an die Hand – und halte hier gleichzeitig ein paar Blogempfehlungen fest. Schau die Angaben gerne durch, vielleicht findest du ja was Spannendes für die nächste Lektüre!

Easton, Dossie & Hardy, Janet W. (2014): Schlampen mit Moral: Eine praktische Anleitung für Polyamorie, offene Beziehungen und andere Abenteuer. München: mvg Verlag.
Die beiden amerikanischen Autorinnen widmen sich dem Thema angenehm konkret und pragmatisch. Für alle Leserinnen und Leser, die genau solche Infos brauchen, ist die Lektüre sehr empfehlenswert; wer noch zögert, ist hier aber vielleicht auch schon einen Schritt zu weit. Wer aber aufgeschlossen in Bezug auf andere Lebens- und Liebesmodelle ist und vielleicht auch eine gewisse Neugier mitbringt, der kann aus dem Buch vieles zu freier Liebe, sexueller Befreiung und modernem Flirten lernen.

Heeß, Robert (2013): Ich liebe dich gerade: Erwachsen werden in Liebesdingen. Bielefeld: Tao.
Mein Kollege Robert Heeß widmet sich mit sehr klarem Kopf so emotionalen Sätzen wie »Ich liebe dich«. So schön diese auch klingen, er weist nicht ganz zu Unrecht darauf hin, dass das damit einhergehende Ewigkeits- und Allgemeingültigkeitsversprechen auch Probleme mit sich bringen kann. Stattdessen schlägt der Autor auch in der Liebe Mut zum Risiko vor und erinnert daran, dass nicht sichere, sondern aufregende und lebendige Beziehungen das Leben lebenswert machen.

Jönsson, Cornelia & Maresch, Simone (2014): 111 Gründe, offen zu lieben: Ein Loblied auf offene Beziehungen, Polyamorie und die Freundschaft. Berlin: Schwarzkopf & Schwarzkopf.
Ein sehr sympathisches Buch mit vielen Geschichten aus dem Leben einer großen Patchworkfamilie und deren Freundes-, Bekannten- und Liebendenkreis. Wer direkt unmittelbar in den polyamoren Alltag einsteigen will, ist hier genau richtig. Auch, wer sich für verschiedene Lebensentwürfe im Rahmen einer bzw. mehrerer Beziehungen interessiert, ist hier gut aufgehoben.

Lendt, Holger & Fischbach, Lisa (2014): Treue ist auch keine Lösung: Ein Plädoyer für mehr Freiheit in der Liebe. München: Piper.
Holger Lendt und Lisa Fischbach sind paartherapeutisch unterwegs und bringen eine Vielzahl ihrer beruflichen Erfahrungen in ihr Buch ein, in dem sie sich dem Thema auf eine etwas philosophische und nachdenkliche Art nähern. Wenn du immer schon viel über Beziehungsethik nachgedacht hast und vielleicht den Verdacht hattest, dass viele Beziehungsprobleme systembedingt sind, dann lohnt sich für dich ein Blick ins Buch.

Mary, Michael (2013): Die Beziehungstrickkiste: Einfache Strategien für den Umgang mit Schuldzuweisern, Eifersüchtlern und anderen Beziehungskillern. München: GU Verlag.
Ein hilfreiches Übersichtsbuch, das bei den vielen Beziehungsthemen natürlich nicht in die Tiefe geht, sich aber bei Unklarheit über das eigentliche Problem hervorragend eignet, die nächsten Schritte herauszufinden.

Ryan, Christopher & Jetha, Cecilia (2011): Sex at Dawn: How We Mate, Why We Stray, and What It Means for Modern Relationships. New York: Harper Perennial.
In diesem sehr forschungslastigen, aber auch sehr aufschlussreichen Werk des amerikanischen Psychologen spielen entwicklungs-

geschichtliche Thesen zu menschlichen Beziehungsmodellen eine große Rolle. Ryan und seine Co-Autorin demontieren somit viele althergebrachte Forderungen aus der Anthropologie und aus der Evolutionsbiologie, was reichlich frischen Wind in Überlegungen bringt, warum Monogamie vielleicht gar nicht so »normal« ist, wie wir gerne glauben.

Schnarch, David (2011): Die Psychologie der sexuellen Leidenschaft. München: Piper.
Der amerikanische Paartherapeut David Schnarch ist nicht nur eine Koryphäe auf seinem Gebiet, sondern schreibt auch ziemlich komplizierte, aber dafür sehr kluge Bücher. Auch die Lektüre dieses Werkes braucht Zeit und Konzentration, aber wenn der Groschen gefallen ist, gleicht das einer Erleuchtung. Laut Schnarch entsteht so zum Beispiel wieder eine sexuelle Anziehungskraft zwischen den Partnern, wenn beide sich weiterentwickeln und selbst finden – denn das sorgt für die individuell passende Balance aus Nähe und Distanz.

Schott, Oliver (2015): Lob der offenen Beziehung: Über Liebe, Sex, Vernunft und Glück. Berlin: Bertz und Fischer.
Der Philosoph Oliver Schott nähert sich dem Thema ebenfalls aus einer – logisch! – sehr philosophischen Perspektive. Auch hier spielen Moral und Ethik eine wichtige Rolle, denn er fragt beispielsweise kritisch nach, was etwa Verbote und Besitzansprüche in einer Beziehung angeht. Aus meiner Sicht kann jeder interessierte Leser etwas mitnehmen, allerdings kommt es im Buch vielleicht zu kurz, dass auch monogame Beziehungen ihre Berechtigung haben.

Riedel, Susanne (2014): Polyamorie – ein alternativer Lebensentwurf? Saarbrücken: AV Akademikerverlag.
In ihrer Abschlussarbeit geht meine Wiener Kollegin Susanne Riedel natürlich wissenschaftlich vor, aber ihre Methodik basiert

auf qualitativen Interviews. Somit finden sich im Buch viele sehr konkrete und authentische Einblicke in Gespräche mit polyamor lebenden Menschen. Insgesamt wird das Modell im Buch natürlich sehr umfassend und verständlich erklärt.

Adressen im Netz

Melanie Mittermeier: www.melanie-mittermaier.de
Melanie ist nicht nur eine geschätzte Kollegin von mir, sie unterstützt ebenfalls Paare auf ihrem Weg in offene Beziehungen. Dazu hilft sie bei Fremdverliebtheit, beim Umgang mit Seitensprüngen und beim Ablegen ungeliebter Konventionen. Wenn du Menschen magst, die vor Energie sprühen und die ausgesprochen humorvoll schreiben können, dann sei dir ein Besuch ihrer Seite ans Herz gelegt – man kann ihren wundervollen bairischen Dialekt dort aus fast jeder Zeile lesen.

Claudia Huber: www.claudia-elizabeth-huber.de
Claudia kümmert sich in allen Aspekten um das Thema Sexualität. Die Diplom-Psychologin arbeitet nicht nur als Sexological Body Worker, sondern hält ihre unzähligen Erfahrungen auch in hilfreichen Artikeln auf ihrer Seite fest. Wenn du unter der Überschrift *Offene Beziehung* im Bereich der Sexualität ein Anliegen hast, dann findest du in ihr eine sehr kompetente und einfühlsame Ansprechpartnerin.

Nils Terborg: www.nilsterborg.de/liebdochwieduwillst
Falls du von mir noch mehr über offene Beziehungen erfahren möchtest und auf dem Weg dorthin vor ein paar Hürden stehst, kannst du dir auf dieser Seite ein kostenloses E-Book herunterladen, mit dem du den ersten Schritt in Richtung praktische Umsetzung gehen kannst. Und wenn dir das noch nicht reicht: Auf

meiner Seite findest du ebenfalls meinen Wegbegleiter für Neugierige, *Offen Lieben Lernen*, der dich anhand von Video-Impulsen ganz konkret begleitet und unterstützt. Tipp: Am besten mit dem Partner gemeinsam schauen und danach darüber sprechen!

Über den Autor

Nils Terborg begeistert sich seit vielen Jahren für Beziehungsthemen und ist natürlich nicht nur selbst experimentierfreudig, sondern unterstützt Ratsuchende dabei, eine individuelle Lösung zu finden. Oft geht es darum, Denken und Fühlen in Einklang zu bringen, und manchmal geht es eher philosophisch, bisweilen aber auch sehr pragmatisch zur Sache. Um seine Klienten so effektiv wie möglich unterstützen zu können, hat er sich nach seinem Studium der Rhetorik, Körpersprache und Gesprächsanalyse zum systemischen Coach weitergebildet und praktiziert nun von Bochum aus vor allem online in ganz Deutschland, Österreich und der Schweiz.

Register

A

B

C

D

E

K

L

M

N

O

T

U

V

W

Z

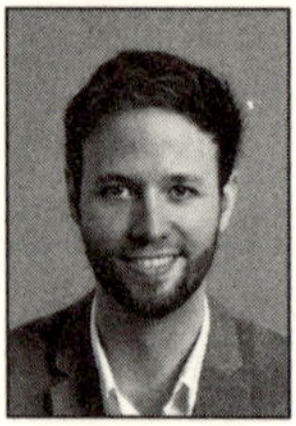

NILS TERBORG, Jahrgang 1987, ist Autor und systemischer Coach und widmet sich seit gut zwei Jahren dem spannenden Thema Partnerschaft. Auf seiner Seite www.nilsterborg.de finden seine über 40.000 monatlichen Leser viele Artikel und Kurse, auch zu den Themen Partnersuche und Persönlichkeit. In seiner Freizeit widmet er sich leidenschaftlich gerne Büchern, Musik und diversen Sportarten.

Nils Terborg
OFFENE BEZIEHUNG
Wie sie funktioniert und was du wissen musst, wenn es brennt

ISBN 978-3-86265-636-3

KATALOG
Wir senden Ihnen gern kostenlos unseren Katalog.
Schwarzkopf & Schwarzkopf Verlag GmbH
Kastanienallee 32, 10435 Berlin
Telefon: 030 – 44 33 63 00
Fax: 030 – 44 33 63 044

INTERNET | E-MAIL
www.schwarzkopf-schwarzkopf.de
www.facebook.com/schwarzkopfverlag
info@schwarzkopf-schwarzkopf.de